协和医生 + 协和妈妈圈

干货分享

备孕

有声版

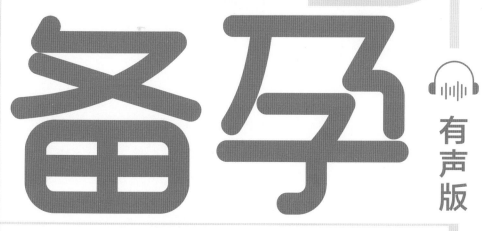

马良坤 —— 编著

北京协和医院妇产科主任医师、教授

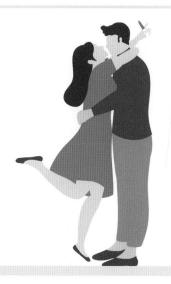

U0242134

中国轻工业出版社

图书在版编目（CIP）数据

协和医生＋协和妈妈圈干货分享备孕：有声版／马
良坤编著．—北京：中国轻工业出版社，2024.6
ISBN 978-7-5184-3734-4

Ⅰ．①协⋯　Ⅱ．①马⋯　Ⅲ．①优生优育－基本知识
Ⅳ．① R169.1

中国版本图书馆 CIP 数据核字（2021）第 229233 号

责任编辑：程　莹　　　责任终审：高惠京　　设计制作：悦然生活
策划编辑：翟　燕　付　佳　责任校对：宋绿叶　　责任监印：张京华

出版发行：中国轻工业出版社（北京鲁谷东街 5 号，邮编：100040）
印　　刷：北京博海升彩色印刷有限公司
经　　销：各地新华书店
版　　次：2024 年 6 月第 1 版第 5 次印刷
开　　本：710×1000　1/16　印张：12
字　　数：200 千字
书　　号：ISBN 978-7-5184-3734-4　定价：49.80 元
邮购电话：010-85119873
发行电话：010-85119832　010-85119912
网　　址：http://www.chlip.com.cn
Email：club@chlip.com.cn

　　对于很多女性来说，幸福很简单，有疼爱自己的老公，再加上一个健康可爱的宝宝。但这个看似简单的愿望却成了很多女性的奢望，现在不孕、难孕的患者逐年增多。其实，怀孕就像酝酿一场重大考试，如果考前没有准备好，即使偶然"高中"，也会患得患失。因此，作为一名妇产科医生，我提醒那些想要宝宝的夫妻，孕前必须了解一些备孕知识，并且要做好充分准备，将孕育出健康聪明的宝宝由偶然变为必然。正是出于这些原因，我编写了这本书。

　　本书以孕前6个月、孕前3个月、孕前1个月以及孕前1周为时间线索，详细介绍了孕前进行身体检查的必要性、怎样排除影响孕育的疾病、有利于受孕的生活环境和作息习惯、孕前运动的要点与方法、孕前如何做好营养补充、心理调适和物质准备等内容；还特别介绍了一些时下热门话题，如高龄女性如何备孕、如何备二孩、"熊猫血"女性如何备孕、"三高"女性如何备孕、不同体质的女性如何备孕等。

　　文中随机穿插"马大夫好孕叮咛"、在北京协和医院生产过的三位妈妈的"经验谈"。前者主要以专业医生的角度讲述备孕知识，是我多年临床经验的总结；后者主要以过来人的口吻讲述备孕过程中的心得体会。

　　小而精、干货满满是本书的主要特色。对于重要的知识点在目录、正文处分别设计了一个提示性标志——"一定要重点看"，提出干货中的干货，从而节省读者们的检索时间。希望本书能为处在迷茫期的备孕夫妻解答疑惑，顺利生个好宝宝。

目录 CONTENTS

扫一扫，
听全书完整音频

"肥肥"的卵子
是妈妈为宝贝准备的最好礼物

PART 2 养护子宫
让宝宝"住"得舒服

一定要
重点看

PART 3 "壮壮"的精子
是爸爸送给宝贝的见面礼

一定要
重点看

备孕女性要调养好病症
为好孕扫清障碍

备育男性
必须知道的优生知识

孕前6个月
建立更易好孕的生活方式

孕前3个月
做好营养储备

孕前1个月
为怀孕做足准备

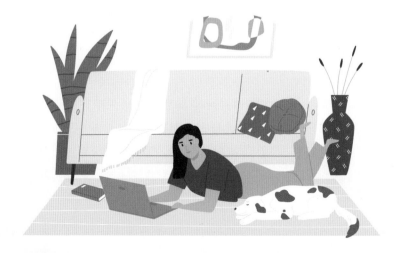

孕前1周
进入冲刺期，"幸孕"随时来敲门

努力很久还未好孕
试试人工受孕

掌握优生优育的秘密，轻松备孕不发愁

扫一扫，听音频

职场女性来备孕，谁说生宝宝就不能升职

• 不要把工作当作不生娃的借口

"刚进公司，还没站稳脚跟，等升了职再考虑要宝宝。""工作太忙，手头上还有个大项目呢。""等过足了二人世界的瘾再要宝宝。""手头不太宽裕，等有了一定经济基础后再要宝宝。"……

你也许有一大堆不要宝宝的理由，但只要有一条必须要宝宝的理由，就足以打败其他所有理由。

女性生育具有一定的黄金年龄段，一旦过了35岁就错过怀孕的黄金时段了，受孕概率会明显降低，35岁女性的受孕概率只有25岁年轻女性的一半。女性到了40岁，即使月经正常，能排卵，能进行正常的性生活，夫妻二人身体都很好，受孕的机会也会很小。因此，如果你想在自己的有生之年当妈妈，最好在35岁前搞定。

趁着还能生，赶紧生，不要等到想生却不能生了而抱憾终身。

• 生娃与升职可以兼顾

要宝宝，还是要工作？这是很多职场女性面临的两难选择。其实，这二者之间并不存在必然矛盾。因为即使在怀孕期间，你也可以继续工作，只要注意将工作强度调整到恰当的程度，工作时间不要太长就好。如果你的工作需要经常出差，就要三思而行了，因为孕中期之后，膨大的腹部会给你带来不便和麻烦。

• 好妈妈也可以是好员工

研究表明，孕育过孩子的女性遇事更冷静、更有耐心，考虑问题更周全、更有全局观，与人沟通时也更有亲和力。

一般来说，休产假时就要安排好宝宝由谁照料，并逐渐培养宝宝的适应能力。休完产假后，要充分利用工作时间，提高工作效率，减少因拖拉造成的加班，以便腾出时间陪宝宝。相信自己，一定会是一个在宝宝和工作之间应对自如的妈妈。

高龄女性做好孕前准备，照样可以顺利怀孕

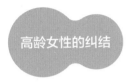

高龄女性的纠结

年纪大了生孩子安全吗

女性年龄超过35周岁就算高龄女性了。高龄女性会因为"高龄"而担心自己是否能顺利度过孕期。的确，随着女性年龄的增长，高龄女性比年轻女性更容易出现妊娠并发症，因此更应该认真做好孕前检查。

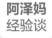

阿泽妈
经验谈

决定要宝宝就不要再拖延

一旦打算要孩子，最好尽早受孕。专家提醒，在做出要孩子的决定后就不要再拖延下去了，否则身体组织不断老化，卵子的活力也越来越低，直接影响胚胎的质量。特别是高龄女性，卵巢功能与卵子活力下降，想要成功受孕，年纪越大困难也会越多。

● 高龄女性最好如实告诉医生的事儿

1. 告诉医生自己实际的周岁年龄，因为35周岁以上的孕妇发生染色体异常出现畸形儿的概率相对较高。

2. 告诉医生是否因生病服用过某种药物，并询问所服药物对胎儿是否有害。

3. 告诉医生自己或丈夫是否有糖尿病、高血压、甲状腺疾病等问题。

4. 告诉医生自己或丈夫的家人是否有遗传病史。

5. 告诉医生自己从前是否生育过畸形儿。

● 自然受孕1年内怀上属正常

从生理角度讲，女性黄金的生育年龄在23～28岁，超过35岁受孕率会有所降低。

研究表明，正常夫妇一个月内受孕成功率为20%～50%；三个月内受孕成功率为57%；半年内成功率为72%；一年内成功率为90%。换句话说，有90%的夫妻在一年内基本能自然受孕成功。

高龄女性也不用过于担心，正确理解受孕能力与年龄的关系，夫妻双方积极做好备孕，放松心态，就会有好结果的。

• 培养好的生活习惯，延缓卵子老化

卵子是孕育宝宝的"种子"，随着女性年龄的增长，它也有自己的青春期、成熟期和衰老期。女宝宝出生时卵巢中有将近200万个卵细胞，但是最后只有400～500个作为成熟的卵子在生育期的排卵过程中被排出，而且一般每次只排一个卵子。可以说，卵子的年龄与女性的年龄一样大，20岁的女性排出的是"20岁的卵子"，40岁的女性排出的是"40岁的卵子"。

虽然年龄可以在一定程度上反映卵子的状态，但保持均衡营养、养成良好的运动习惯、保持正常体重，即使到了"高龄"也可以拥有比实际年龄更年轻的卵子。

马大夫
好孕叮咛

加速卵子衰老的坏习惯

1. 长期大量饮用咖啡。
2. 吃减肥药、节食减肥。
3. 久坐不动。
4. 长期吸烟酗酒。
5. 长期精神压抑。
6. 有糖尿病、高血压、甲状腺疾病、自身免疫疾病等问题。

保持卵子青春活力的好习惯

1. 多吃大豆及其制品，如豆腐、豆浆等，其中富含大豆异黄酮，能够养护卵巢。
2. 多吃富含优质蛋白质和维生素的食物，有助于调节体内雌激素水平。
3. 养成每天锻炼30分钟的习惯，如慢跑、散步、练瑜伽等。
4. 保证充足睡眠，不熬夜。
5. 学会放松心情，释放压力。

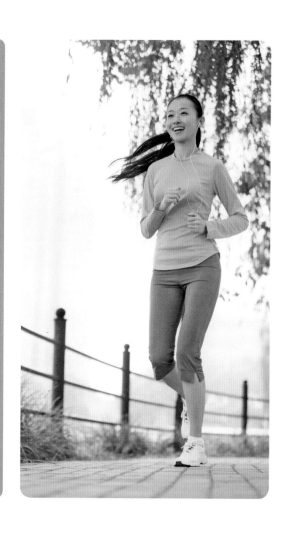

备二孩，需提前做好大宝的心理疏导

● 大宝高兴赞同，是不是大人就可以放心了

有的父母在考虑生二孩前会试探性地问大宝的意见，对于这个即将到来的弟弟或妹妹，很多大宝往往也会表现出高兴或赞同。于是父母便卸下了心理负担。

但很多孩子的妒忌心都是很强的，尤其是对于自己重要的人或物，非常害怕被别人占去。因此，当父母因为二孩的诞生而无意间忽略了大宝时，大宝就会产生"爸爸妈妈被弟弟或妹妹抢走"的心理，进而激动和气愤。其实，这种激动和气愤更多的是委屈和害怕。所以，即使大宝表现出高兴或赞同，父母也不可掉以轻心。二孩到来后要一碗水端平，时刻顾及大宝的感受。

● 大宝无所谓，是真的无所谓吗

很多大宝对父母再要一个孩子的问题表现出无所谓。是真的无所谓吗？其实是大宝没有认真考虑过弟弟或妹妹出现后对自己的影响。父母必须考虑清楚，当二孩来临后可能与大宝发生什么矛盾，以大宝的性格会产生怎样的心理，这种心理可能会导致哪些问题，这些问题应该怎样解决，以免当问题出现时大宝接受不了，父母又没有准备，造成各种各样的问题。

如果大宝已经足够大了，还要提前做好与大宝的沟通，让他充分意识到弟弟或妹妹到来后会给他带来的影响，让他在影响出现前有充分的心理准备。

● 如果大宝坚决反对，不要马上要二孩

当准备要二孩时，如果大宝反应激烈，坚决反对，父母就要慎重考虑，千万不要不理会大宝的想法，那是对孩子的不负责，极有可能酿成悲剧。

心理医生表示，随着二孩政策的放开，有心理障碍的孩子不断增多，其中七八岁的小孩是高发人群。身为父母，一定要先与大宝沟通好，再要二孩。如果大宝的思想工作没有做通，不建议马上要二孩。否则，等二孩来临后，父母在照顾二孩的过程中，必然使大宝原本的问题更加严重。

马大夫好孕叮咛

对大宝不要隐瞒而要沟通

无论孩子给出的最终意见如何，父母在劝说的整个过程中都要谨记一条：不要瞒着孩子，不可粗暴地对待孩子的意见，要协商、要沟通。不要因为孩子不好安抚而选择隐瞒，那样结果会更糟。

• 让大宝参与整个孕期过程

当妈妈怀上二孩后，要经常与大宝谈论肚子中的小宝宝，在潜移默化中让大宝喜欢上即将出生的弟弟或妹妹。试着和大宝说："弟弟妹妹就住在妈妈的肚子里，他还特别小，需要我们的关爱。"可以通过让大宝照顾布娃娃、抚摸妈妈肚子、与小宝宝对话、陪妈妈一起置办小宝宝的生活用品等方式，让大宝与父母一起迎接弟弟妹妹的到来。

• 在二孩出生后，确保大宝在家中的地位

在二孩出生后，父母千万不要以照顾二孩为由忽略了大宝的存在和感受。尽管有其他家庭成员的照顾，但妈妈在大宝心中的地位是任何人都无法替代的。所以，作为妈妈，无论有多辛苦都要尽量多和大宝亲密。妈妈的一个吻、一个拥抱要比任何人都管用，也会让大宝更容易感知妈妈的爱，让大宝觉得他在妈妈心中的地位是独一无二的，无可替代的。

• 让大宝参与到照顾二宝的过程中

大宝要适应家里多了个弟弟或妹妹的变化需要时间。父母应理解大宝的内心感受，不要强迫大宝立刻接受二宝。

孩子的参与意识非常强，要想让大宝尽快接受二宝，最好的办法就是让大宝参与到照顾二宝的过程中。可以尝试让大宝抱抱刚出生的二宝，面对柔弱的小宝宝，会激起大宝的保护欲。可以让大宝帮助妈妈做些力所能及的事，如递二宝用的尿布、小毛巾、护肤霜等。但千万不要逼迫大宝做他不愿意做的事。这样，大宝会慢慢喜欢上二宝。

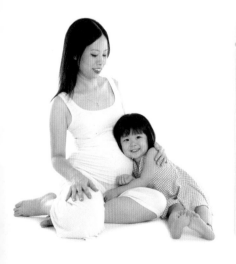

宝石妈
经验谈

**让大宝知道多个弟弟或妹妹
就是多一个人爱他**

我准备要二孩时，大宝已经14岁了，我和我家先生是这么和大宝沟通的：再添一个弟弟或妹妹，爸爸妈妈不会减少对你的爱，你所喜欢的、在乎的东西，爸爸妈妈仍然会给你，而且你还会得到弟弟或妹妹的手足情、手足爱。多个弟弟或妹妹就是多一个人的爱。而且以后弟弟或妹妹有不懂的问题，你就可以当小老师了。大宝听了很高兴，二孩出生后一直没有矛盾发生。

备二孩，你需提前了解这些知识

扫一扫，听音频

大宝是顺产，最好 1 年后再受孕

想要生二孩，一定要算好两次分娩的间隔时间。这是为了让身体更好恢复，使身体尽量调整到更好的状态，这样才能更好地保证二孩的健康。如果大宝是顺产，产后恢复期相对较短，一般只需经过 1 年，女性的生理功能就可基本恢复。身体健康情况正常，就可以考虑怀二孩了。

大宝是剖宫产，最好 2 年后再受孕

如果大宝是剖宫产，只要在剖宫产过程中没有伤及卵巢、输卵管等组织，医生一般都会建议避孕 2 年以上，尤其是对于二孩想尝试顺产的妈妈，当子宫切口恢复得差不多了，再怀二孩。

剖宫产后，子宫切口在短期内愈合不"牢固"，如果过早怀孕，随着胎儿的发育，子宫不断增大，子宫瘢痕处拉力增大，子宫壁变薄，有裂开的潜在危险，容易造成大出血。另外，剖宫产术后的子宫内膜局部常有缺损，受精卵在此着床不能进行充分的蜕膜化，容易发生胎盘植入情况。

大宝为顺产，二孩大多能顺产

大宝是顺产，二孩更容易顺产。只要检查结果一切正常，胎位正，是可以顺产的。顺产对胎儿比较好，孕妇身体恢复得也比较快。

大宝为剖宫产，二孩并非不能顺产

如果大宝剖宫产的原因是胎位不正、胎儿宫内窘迫等，一般情况下生二孩是可以顺产的，顺产的成功率可达 80%～90%。如果大宝选择剖宫产是因为骨盆太小、产程迟滞等，二孩可能还是会被建议剖宫产，这是为了避免引起子宫破裂。具体情况，要听从医生的建议。

孕前应进行遗传咨询

• 孕前为什么要进行遗传咨询

虽然现在畸形儿率比较低，但每对夫妻都有生畸形儿的可能。备孕女性应事先做好遗传学咨询，了解生畸形儿的可能性有多大。如果女性年龄超过 35 岁，夫妻一方有遗传病，女性有 2 次或 2 次以上自然流产史或致畸药物接触史，进行遗传学咨询则尤为重要。通过遗传学咨询，可以了解夫妻一方有遗传病或先天畸形，后代的发病概率有多大；了解如果已经生育过一个遗传病患儿，下一胎的患病概率有多大；还可对先天性智力低下的夫妻所生育的后代进行智力发育预测。

• 遗传咨询应在什么时候做

婚前咨询	进行遗传咨询，宜早不宜迟。知道自己的家族中有遗传病史，应在婚前检查中如实告诉医生，以便通过对双方染色体的检查来判断婚后是否会生畸形儿。
孕前咨询	夫妻双方中一方有遗传病家族史或已生过一个先天畸形的孩子，应在准备怀孕前去咨询。有的遗传病与环境、季节有关系，医生会对何时怀孕较有利提出具体意见；有些遗传病要在孕前做必要的治疗，服用的一些药物可能会对胎儿发育不利。
孕早期及时咨询	怀孕后应在 1 ～ 2 个月时去咨询，最晚不要超过 3 个月。孕早期咨询，医生可以通过询问病史、做必要的检查来判断胎儿是否正常。如果正常，仍需要继续观察胎儿发育情况；如果异常，早期引产对孕妇身体的影响更小。

马大夫好孕叮咛

遗传性疾病具有家族聚集性、先天性、终身性

家族聚集性，即家族中有多个成员患病，或一对夫妻反复生育患同样病症的子女。先天性，即遗传病患者大多在母体内即已患病，因此，很多遗传病患者在出生前或出生时就有明显的症状或畸形。终身性有两层意思，一是对大多数遗传病目前还缺乏有效的临床治疗措施，一旦病情发生，很难彻底纠正或根治；二是无法改变患者的致病基因，尽管通过饮食控制、内外科技术及基因技术治疗，在某种程度上可以改善甚至完全纠正临床症状，但是其致病基因仍会保持终身，并可传给下一代。

• 一定要进行遗传咨询的夫妻

夫妻类型	原因分析
35 岁以上的高龄产妇	年龄越大，卵子越老化，发生染色体错位的概率就越高，生育出染色体异常患儿的可能性也会相应增加
夫妻一方为染色体平衡易位携带者	如果通过染色体检查，查出夫妻一方是染色体平衡易位携带者时，可以考虑在妊娠后进行产前遗传学诊断，防止患病儿出生
有习惯性流产史的女性	有习惯性流产史的女性体内染色体异常的概率比一般人大，如果女性有连续流产史，胎儿就会从亲代那里继承缺陷基因，患遗传病的可能性大大增加
已生育过先天愚型和常染色体隐性遗传病患儿的女性	已生育过先天愚型患儿的女性，其下一胎患先天愚型的概率增加。已经生育过一个常染色体隐性遗传病如白化病、先天性聋哑、侏儒症等患儿的女性，下一胎患病的概率为 25%
女性为连锁疾病（如血友病）患者	生出的男宝宝全部是该病的患者，女宝宝则是该病基因的携带者
夫妻一方经常接触放射线或化学药剂	放射线和化学药剂对优生的影响较大，从事这些行业的夫妻应向专家具体咨询

• 哪些人生孩子要选择性别

为了保护人口质量，阻断某些对人口素质影响较大的遗传病，控制性别是一项有效的措施。因为有些遗传病与性别有很大关系，称为伴性遗传病。目前的医疗手段尚无法对遗传病进行治疗。通过预见胎儿性别进行控制，可以避免抚养有缺陷后代的风险，消除家庭和社会的经济、精神负担，提高国民素质。但不可以滥用此法，以免造成性别失衡。下面以血友病为例说明伴性遗传病的性别选择。

马大夫
好孕叮咛

什么是伴性遗传病

伴性遗传病就是伴随性染色体异常的遗传病，是与性别有关的遗传性疾病。目前人类共有 190 多种伴性遗传隐性疾病，如白化病、色盲、肾源性尿崩症等；有 10 多种伴性遗传显性疾病，如佝偻病、遗传性慢性肾炎等。
伴性遗传病的遗传是有科学规律的，隐性遗传多数是母传子，显性遗传全为父传女。

备育男性基因异常

为了避免患儿出生给家庭带来不幸，患有伴性遗传病的男性婚后想要生育，应进行遗传咨询，在医生指导下慎重选择胎儿的性别，以避免遗传病患儿出生。

血友病是伴性遗传隐性疾病，如果患病男性与正常女性结婚，则所生男孩正常，所生女孩为致病基因携带者，这样的夫妻应生男孩。与隐性遗传相反，患有伴性遗传显性疾病的男性与正常的女性结婚，所生女孩患病，男孩正常，应选择生男孩而不是女孩。

备孕女性基因异常

调查发现，血友病患者多是男性，女性带有致病基因，可以把致病基因传给她的子女，生儿子则为血友病患者，生女儿则为血友病基因携带者。如果胎儿是男性，最好终止妊娠，是女性则可保留。女儿长大结婚后，也只能生女孩。因为女性只是致病基因的携带者，不会发病，而男性则发病。

"熊猫血"女性如何备孕

• 血型系统是这样分的

人类有两种血型系统：一种是"ABO 血型系统"，也就是我们常说的 A 型、B 型、O 型和 AB 型；另一种是"Rh 血型系统"，即 Rh 阳性和 Rh 阴性。

ABO血型是按照人类血液中的抗原、抗体所组成的血型的不同而分为A型、B型、AB型、O型，其中O型血的人比较常见，被誉为"万能捐血者"，AB型血的人则是"万能受血者"。

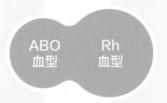

ABO 血型　Rh 血型

凡是血液中红细胞上有Rh凝集原者，为Rh阳性，反之为阴性。这样就使A、B、O、AB四种主要血型，分别被划分为Rh阳性和Rh阴性两种血型。

• 珍贵而神秘的"熊猫血"

据有关资料介绍，Rh 阳性血型在中国汉族及其他大多数少数民族人口中约占 99.7%，在个别少数民族中约为 90%；而 Rh 阴性血型比较稀有，在中国全部人口中只占 0.3%~0.4%，由于实在太难找到此类血源，就像大熊猫一样珍贵，所以被称为"熊猫血"。其中 AB 型 Rh 阴性血更加罕见，仅占中国总人口的 0.034%。平时这种血型的人和正常血型的人没有区别，可一旦遇到危险和疾病需要输血时就会很难找到血源。

• "熊猫血"女性要注意溶血反应

"熊猫血"者接受 Rh 阳性血液会产生抗体

Rh阳性者可以接受Rh阴性者的血液，但Rh阴性者不能接受Rh阳性者的血液。Rh血型系统一般不存在天然抗体，故第一次输血时不会发现Rh血型不合。Rh阴性者第一次接受Rh阳性血液，在3个月后会产生抗Rh凝集素，即免疫性抗Rh抗体，如果再次输入Rh阳性血液，就会导致溶血性输血反应。

胎儿有可能会有溶血现象

胎儿的血型是由父母双方决定的，如果胎儿从父亲遗传来的血型抗原是母亲所没有的，胎儿红细胞进入母体后使母亲产生相应的抗体，这些抗体再通过胎盘进入胎儿体内，导致抗原与抗体发生免疫反应，就会发生溶血现象。

对于 Rh 血型系统来说，Rh 阴性女性与 Rh 阳性男性结婚，该女性孕育的可能是 Rh 阳性胎儿，当胎儿红细胞因某种原因（如分娩、羊水穿刺、人工流产等）进入母体后，会导致母体产生抗 Rh 凝集素。以后若该女性再次孕育 Rh 阳性胎儿时，母体的抗 Rh 凝集素就可能通过胎盘进入胎儿血液，使胎儿的红细胞凝集、破坏，导致胎儿严重贫血甚至死亡。如果 Rh 阴性女性早先曾接受过 Rh 阳性血液，则其孕育的第一胎 Rh 阳性胎儿也会发生溶血现象。

●"熊猫血"准妈妈要提前联系医院

"熊猫血"准妈妈必须找一家技术、实力、输血条件都具备的专科医院或三级甲等（以下简称为"三甲"）综合性大医院，一般三甲以下等级医院不具备条件，不敢接收"熊猫血"准妈妈。最好孕前检查就在三甲综合性大医院做并存档。

有的医院建卡时会查血型，并且标注在档案的封面上，这样每次产检，医生都会特别关注。除了稀有血型孕妇、高龄、有妊娠病史、有过胎停等的孕妇也是医生特别关注的对象。

一般情况下，只要医院确定孕妇为"熊猫血"，就会检查是否存在 Rh 抗体，并且做好各种突发预案，如针对产后出血，医院会提前和血液中心申请，运来 Rh 阴性血，尽最大努力确保母子平安。孕妇只需按照医生的吩咐，配合好医生就可以了。

"熊猫血"产妇确实比一般产妇生产风险要大得多，但是只要前期产妇和医院都做好积极准备，注意补铁、预防贫血、避免胎儿过大，生产也没有想象中那么可怕。如果产妇没有过生产史、流产史、输血史，头一胎宝宝基本上不会有新生儿溶血现象发生；第二胎溶血的概率要大些，宝宝出生后可能需要打抗 D 免疫球蛋白，当然，并不是说第二胎一定会发生溶血。

●"熊猫血"准妈妈需提前备血，别让自己在分娩时面临"血荒"

"熊猫血"准妈妈生产前都要备血，这是为了以防万一。如果分娩时有紧急状况出现，失血太多就需要马上输血。要是不提前备血，遇到没血和血源提供迟缓就会对生产产生严重后果。

一般，专科医院及三甲医院是有血库的，只要提前和医院说清楚自己的血型，医院会准备好血源。但仍然要提醒"熊猫血"准妈妈，在怀孕前最好到血站给自己储备一些血，如果急需，用起来也方便。要想在哪家医院生产，最好提前和该院做好沟通工作，准备好对策，以保证母子平安。为了宝宝和自己的安全还是有备无患吧！

如果选择自体备血，一定要谨遵医嘱。38 周胎儿发育已基本完成，可以自体抽血备血。但一般不选择这种方法。

•"熊猫血"妈妈生产前后应注意什么

**定期进行
血型抗体检测**

母体与胎儿之间，在血型不合的状况下，胎儿血液中的红细胞逐渐被破坏，可能引起各种病理改变，造成早产、新生儿溶血，严重者会造成胎儿死亡、流产。

对怀疑有可能发生新生儿溶血的女性，孕前必须进行血抗体滴度的检查，如果没有抗体，就可以正常怀孕；孕16周后开始监测抗体，如果结果是阴性，每一个月查一次，一直到28周，如果一直没有抗体，可以注射抗D免疫球蛋白，这种药可以预防新生儿溶血。

**有抗体存在
需进行治疗**

一旦证实有抗体存在，应立即到对稀有血型生育有专业研究的医院进行治疗。

如果在孕期发现产生抗体，必须2周检查一次，观察抗体是否升高。当抗体效价（即抗体与抗原浓度之比）大于1：16时则对胎儿有影响，可以结合B超检查胎儿有无水肿、积液和贫血现象；当抗体效价超过1：64，需做羊水检查，测定450纳米波长的光密度值，脐静脉穿刺，查胎儿血型、血红蛋白、红细胞计数、胆红素水平及抗人球蛋白试验。胎儿严重贫血时可行胎儿宫内输血及考虑产后换血治疗。

**产后72小时内
需再注射抗D
免疫球蛋白**

如果想生二孩，产后72小时内需再注射抗D免疫球蛋白。需要注意的是，这个抗体针要在体内没有抗体的时候注射，有抗体了就不能再注射了。

**悦悦妈
经验谈**

加入专门收集统筹稀有血型的机构——"中希网"

我是Rh阴性O型血，在备孕时发现是这个血型后就开始了解这方面的知识，发现这个血型在孕产方面会麻烦些。建议加入"中希网"（中国稀有血型之家）了解一下，那是一个专门收集统筹稀有血型的机构。

备孕倒计时，备孕夫妻要制订科学的孕育计划

计划妊娠能避免有害因素对胎儿的影响，从而实现优生优育。如果夫妻双方在受孕前没有计划，就无法在身体、心理、环境、季节等各方面最佳的时期怀孕。只有身心都做好准备的夫妻才能孕育出健康的宝宝。所以，从现在开始有计划地准备吧！

● 备孕不能心存侥幸

近年来，受到环境污染、饮食结构调整的影响，许多夫妻即使身体健康，也饱受不孕不育的煎熬。另外，不良的生活习惯也会导致流产、胎儿畸形等，因此，即使怀孕了也仍然不能放松警惕。如果没有具备健康的身心条件，就无法拥有健康的宝宝，所以，绝不能心存侥幸。

● 根据个人情况做好孕前准备

如果已经处于生育的最佳年龄段，那就赶快加入为人父母的行列吧！为避免因意外怀孕而手忙脚乱，在怀孕前最好做一个详细的计划，这样不仅可以使夫妻双方的身心调整至最佳状态，还能有足够的时间做好为人父母的准备，迎接"天使"的到来！当然，具体的孕前准备计划是根据个人的身体状况、工作经历和所处的环境决定的。

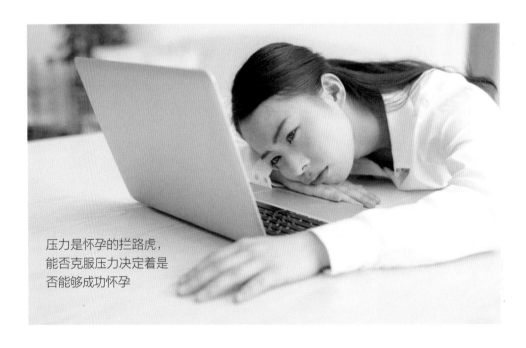

压力是怀孕的拦路虎，
能否克服压力决定着是
否能够成功怀孕

• 提前半年制订怀孕计划

在制订怀孕计划之前，需要先确认女性的健康状况，如果患有疾病就要及时治疗，身体虚弱就要补充营养，缺乏锻炼就要进行适量运动。女性如有身体不适，要调养至最佳状态再进行受孕。如果做过子宫手术，需要咨询医生是否适合怀孕。

• 孕前准备夫妻要做什么

要想生育出健康可爱的宝宝，首先要保证夫妻二人的身心健康。想当爸爸妈妈的各位要努力做到下面几点。

**身体各器官
功能正常**

与生殖能力密切相关的生殖器官的健康是必不可少的。此外，影响生殖能力的其他器官也必须是健康的。

**精神要放松、
平和**

压力是怀孕的拦路虎。每个想要怀孕的人都承受着不同程度的压力，能否克服压力决定着是否能够成功怀孕。在克服压力的过程中，心理准备是非常重要的。在怀孕这件事上，要保持心口一致。口头上强调自己很想生孩子，但潜意识里却对分娩、养育孩子忧心忡忡的人是很难怀孕的。

备孕时间表

按照优生优育的生育理念，想要宝宝的夫妻们要在受孕的 6 个月前就开始有所准备。力求让健康、有活力的精子和卵子在天时地利人和时结合，充分体现父母两人的容貌、智慧、个性、健康等优良基因。

时间	项目
准备受孕前 6 个月	1. 如果确定要孩子，建议备孕夫妻一起去医院做孕前检查和咨询。 2. 如果备孕夫妻的体重超过或低于标准体重，应该从现在开始调整饮食，争取将体重调整到标准体重后再怀孕。 3. 长期采用药物避孕的女性，要在停药 6 个月后再受孕
准备受孕前 5 个月	如果家中有猫、狗等宠物，最好进行弓形虫的检查，避免接触宠物的排泄物
准备受孕前 4 个月	1. 从这个月开始，备孕夫妻就应该要做些运动强身健体了，如跑步、游泳等运动。适当锻炼可以提高身体素质。 2. 备孕夫妻要戒烟戒酒
准备受孕前 3 个月	1. 备孕夫妻双方都要慎用药物，不使用含雌激素的护肤品；从事对胎儿有害职业（如在放射环境中）的夫妻，尤其是女性一定要暂时离开。 2. 积极进食富含营养素的食物，如含叶酸、锌、铁、钙的食物，每天还要按时服叶酸制剂。 3. 夫妻双方都应多吃瘦肉、蛋类、豆类及其制品、水产品、新鲜蔬菜、时令水果。男性可以多吃鳝鱼、牡蛎、韭菜等
准备受孕前 2 个月	夫妻双方坚持每天至少运动 30 分钟
准备受孕前 1 个月	1. 夫妻双方坚持每天运动 30 分钟，增强抗病力，避免感冒。 2. 丈夫协助妻子测定排卵期。采用测定基础体温、观察阴道黏液变化等方法，综合分析观察，找到准确的排卵日
受孕	1. 在心情愉悦、没有压力的状态下受孕。 2. 丈夫要重视让妻子达到高潮，这对拥有一个健康聪明的宝宝至关重要。 3. 注意受孕时的环境，让室内沉浸在柔和的灯光下，可以放些轻松的乐曲

备注
想要一个健康的宝宝，爸爸妈妈的身体状态至关重要。早日做好准备，调理好身体，是怀上宝宝的重要条件。专业的孕前检查是必要的，备孕夫妻应有孕检的意识，平时养成良好的生活习惯
宠物容易感染弓形虫，并且能够传染给人。女性怀孕期间感染弓形虫，会导致胎儿畸形，且病死率高。可以去医院做一下 TORCH 检查（优生五项检查），若结果显示已感染过弓形虫，可以不用担心，因为主人体内已经产生了抗体；如果显示从未感染过，则表明没有免疫力，那就要在整个备孕及怀孕期间注意喂养宠物的方式和自己的饮食卫生；如果显示正在感染，暂时不能怀孕；如果在怀孕 3 个月内，女主人的 TORCH 检验显示感染了弓形虫，要咨询医生进行确诊试验及相关的产前诊断
适当的体育锻炼是非常必要的，并且要注意坚持。同时要尽早改掉不良习惯，不要沉迷于烟酒，不要经常熬夜等
慎用药物是必需的，因为"是药三分毒"，为了能拥有一个最佳的孕育环境，备孕夫妻就要注意了。备孕夫妻最好通过饮食补充身体所缺的营养素，继续补充叶酸制剂
运动是让身体强壮的最佳方法，且贵在坚持
即便是女性，在怀孕后也可以进行适当的运动，帮助以后的分娩。这时不仅要避免感冒，还要避免其他疾病，如有牙齿疾病要尽早治疗。要想早日受孕，女性就要准确知道自己的排卵期，所以，不妨试试一些测排卵期的方法
受孕时，心情和身体状态都要调至最佳状态，虽说"造人"不是件容易的事儿，但也别过于紧张。而且，受孕也不是 100% 都能成功，所以即便一次不成，下次继续努力，不可过于急躁

扫一扫，听音频

"熊猫血"妈妈生出来的孩子一定是"熊猫血"宝宝吗？

马大夫答： "熊猫血"妈妈生出来的孩子不一定就是"熊猫血"宝宝，这需要结合父亲的血型来看，也是完全遵照遗传性状决定的。人的遗传物质主要在染色体上，每个人有两套染色体，一套是母亲遗传下来的，另一套是父亲遗传下来的。Rh阴性血的人两套染色体都是Rh阴性的基因，而Rh阳性血的人至少有一套有Rh阳性基因。每个人向下遗传时，都只遗传一套染色体，所以"熊猫血"妈妈生出来的孩子不一定就是"熊猫血"宝宝。

我已经超过35周岁了，备孕很长时间都没信儿，和老公去医院检查都没问题，医生说是心理紧张造成的。我要如何做才能卸下心理负担呢？

马大夫答： 有的高龄女性特别想怀孕，可是越着急反而越怀不上，还给自己造成很大的心理压力。不妨通过下面几点来慢慢卸下心理负担。

1. 和丈夫来一场惬意的旅行，放松紧绷的神经，不去想怀孕这件事，内分泌正常了，好孕自然来。
2. 下班后和丈夫一起进行散步等运动，运动是调节情绪的良药。
3. 心情低落时，听一些欢快的音乐或者回忆让自己开心的事情。
4. 把自己困惑、担忧的问题写在纸上，写出最佳解决方法，预测最坏结果，你会发现事情并没有你想象的那么糟糕。

PART 1

"肥肥"的卵子

是妈妈为宝贝
准备的最好礼物

平衡内分泌，
是孕育宝宝的第一步

扫一扫，听音频

性激素正常分泌是正常排卵的必要条件之一

性激素是雌激素与孕激素的统称，这两种性激素接受大脑的调节，在女性体内按照一定规律周期性地进行分泌，任何原因（如下丘脑－垂体调节功能不良等）导致的激素分泌异常，都会对女性妊娠造成一定影响。

● 两种重要的性激素

	雌激素	孕激素
作用	· 使子宫内膜增厚 · 使女性第二性征更加明显、皮肤充满弹性、秀发飘逸 · 预防骨质疏松 · 抑制脂肪增长	· 使受精卵更易于着床 · 妊娠过程中保护胎儿顺利生长 · 使体温上升 · 使面部、身体出现水肿现象
分泌较多的时期	经期后到排卵前	排卵后到经期前

掌控月经周期的女性基础性激素——雌激素

雌激素是女性体内最重要的性激素，控制着女性的生殖系统，同时也控制着月经的循环过程，这一切都是从卵巢中的一个或几个卵泡发育开始的。随着卵泡慢慢长大，女性体内的雌激素慢慢增加，使得子宫内膜增生、加厚。通俗地说，子宫内膜是种子播种必需的土壤，雌激素使得子宫内膜出现增殖期的转变，如同为土壤施加肥料。

怀孕不可或缺的性激素——孕激素

如果女性的月经周期出现紊乱，时而大量出血，时而闭经，就应该想到可能是受孕激素影响的无排卵月经了。

• 孕激素的作用

孕激素是怀孕不可或缺的激素。孕前，由于孕激素的拮抗，避免了雌激素对子宫内膜长期刺激而出现的过度增生；排卵后期由于孕激素的撤退，形成了女性有规律的月经；由于孕激素的作用，使子宫内膜出现分泌期的变化，为受精卵着床建立起适宜的环境。怀孕后，孕激素封闭了通道，使细菌无法侵害胚胎，更重要的是，可以使子宫保持稳定状态。

• 孕激素缺乏会怎样

孕激素缺乏，子宫受雌激素的长期刺激，首先会有内膜过度增生的危险；其次，由于雌激素没有规律性地撤退，子宫内膜会出现脱落和修复紊乱，从而引起不规则的阴道出血。怀孕后孕激素缺乏，会有流产或胎停育的风险。

不孕症，与孕激素分泌紊乱有关

对女性来说，孕激素是与孕育宝宝关系密切的一种激素，当它分泌失调后可能会导致以下症状。

孕激素分泌不足

排卵不正常或泌乳素偏高，都会导致孕激素分泌不足。这会使子宫内膜发育不良，受精卵因而无法顺利着床，容易流产。而且孕激素不足也会使女性无法成功受孕，还会让女性饱受月经不调的困扰，经期变长、失血过多，甚至因此出现贫血。

总之，女性排卵、受精卵着床、胎儿的成形与成长、母乳喂养，都要靠孕激素的协助。因此，孕激素对女性来说是很重要的一种激素。

温柔呵护
女性 28 天生理周期

扫一扫，听音频

来"大姨妈"并不是倒霉，规律的"大姨妈"预示着女性的身体是健康的，如果"大姨妈"紊乱，那才是倒霉事儿呢。

随着激素的变化，月经周期分为月经期、卵泡期、排卵日和黄体期四个阶段。（如下图所示）

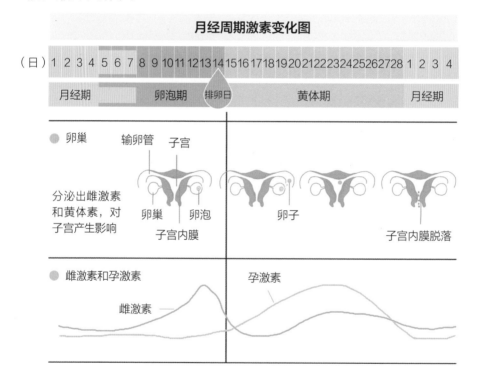

马大夫 好孕叮咛

规律的月经是这样的

月经是很规律的，从出经血的第一天开始直至下次月经再来的总天数，是月经周期，正常的月经周期在25~35天，平均28天。但是也有个别女性40天来一次月经，只要有规律性，均属于正常情况。另外，月经容易受多种因素影响，提前或错后3~5天也是正常现象。

月经期

月经期，从经血流出的第一天计算，约 7 天，大多数女性出血天数在 3～5 天，少于 2 天或超过 8 天属于不正常。总出血量在 20～60 毫升，超过 80 毫升为月经过多，属于不正常。

一般来说，第一天经血量不多；第二、第三天增多，特别容易"霸气侧漏"，需要准备大尺寸的"姨妈巾"，以防万一；第四天以后逐渐减少，直到经血干净为止。

有的女性经血干净后，过一两天又来了一点，俗称"经血回头"，这不是病，而是一种正常现象。

• 月经期小档案

日 SUN	一 MON	二 TUE	三 WED	四 THU	五 FRI	六 SAT
1	2	3	4	5	6	7
8	9	10	11	12	13	14
15	16	17	18	19	20	21
22	23	24	25	26	27	28

起止时间：	月经来后第 1～7 天
身体状况：	血液循环差、体温降低、抵抗力差
心理状况：	情绪低落
肌肤状况：	干燥、敏感、代谢缓慢
受孕可能性：	无
调养重点：	排出经血，排得越干净越好
特别注意：	月经期身体会流失大量的铁和钙，因此平时要多吃点补铁、补钙的食物，以免出现贫血或骨质疏松
马大夫叮咛：	多休息，饮食以清淡为主，适当吃点儿滋补的食物，以促进经血排干净

卵泡期

月经来后第 5 ~ 14 天属于卵泡期。此期间受到促卵泡激素的影响，体内雌激素水平逐渐升高，卵泡逐渐成熟，子宫内膜逐渐增厚。卵泡成熟后会排卵，没有成熟的则自行萎缩。

• 卵泡期小档案

日 SUN	一 MON	二 TUE	三 WED	四 THU	五 FRI	六 SAT
1	2	3	4	5	6	7
8	9	10	11	12	13	14
15	16	17	18	19	20	21
22	23	24	25	26	27	28

起止时间: 月经来后第 5 ~ 14 天

身体状况: 处于最佳阶段，体态显得轻盈

心理状况: 心情愉悦、充满自信

肌肤状况: 光泽有弹性，气色好

受孕可能性: 逐渐提高

调养重点: 要补充经期流失的血，并且要根据体质慢慢补；为了促进卵子顺利排出，要放松身心、适量运动、均衡饮食，也可吃点补气的食物

特别注意: 此时新陈代谢较快；若同房，可以增加受孕机会

马大夫叮咛: 多补充必要的营养素，调整生活作息，不过度节食，饮食与运动双管齐下，达到补益与瘦身双兼顾的效果

排卵日

排卵日，就是卵子排出的那天。如果月经周期规律，排卵日应该在下次月经前的 14 天左右。

排卵日小档案

日 SUN	一 MON	二 TUE	三 WED	四 THU	五 FRI	六 SAT
1	2	3	4	5	6	7
8	9	10	11	12	13	14
15	16	17	18	19	20	21
22	23	24	25	26	27	28

起止时间：下次月经前的 14 天左右

身体状况：处于较为活跃的状态

心理状况：情绪平稳

肌肤状况：慢慢进入警戒期

受孕可能性：最高

调养重点：以行气活血补肾的方法促进卵子排出；排卵后仍然要多吃一些补气补肾的食物，气足就能推动血行，使营养送达全身

特别注意：排卵日最容易受孕，无论是怀孕还是避孕，都要算准日子；最好改掉不良生活习惯，不仅是为了怀孕，更是为了以后

马大夫叮咛：女人养生的重点就是养子宫与卵巢，顺利排卵是女人青春的象征，也是子宫与卵巢健康的表现

黄体期

黄体期，一般为月经来后第 15 ~ 28 天，是排卵后的阶段，排卵以后的卵泡腔形成黄体，黄体产生雌激素和孕激素。如果女性排卵后 14 天内没有受孕，黄体就会萎缩，雌激素、孕激素就会很快下降，那么原本充血增厚的子宫内膜就会发生脱落，形成月经。

• 黄体期小档案

日 SUN	一 MON	二 TUE	三 WED	四 THU	五 FRI	六 SAT
1	2	3	4	5	6	7
8	9	10	11	12	13	14
15	16	17	18	19	20	21
22	23	24	25	26	27	28

起止时间： 月经来后第 15~28 天

身体状况： 新陈代谢逐渐变差，出现水肿、便秘等经前期综合征

心理状况： 情绪紧张、不稳定，敏感焦躁

肌肤状况： 油腻、毛孔粗大，易形成青春痘、黑斑

受孕可能性： 由高慢慢转为低

调养重点： 要以平常心对待，以控制食欲、消除水肿为原则

特别注意： 经前期综合征可能找上你

马大夫叮咛： 靠正确的饮食补气，不要逞口腹之欲

"月事"用品是子宫健康的防护线

	普通卫生巾	卫生棉条	月事杯
位置	体外	体内	体内
舒适度	容易摩擦肌肤,根据品牌不同有不同程度的闷热感,容易引起过敏瘙痒	放入体内后,感觉不到它的存在	放入体内后,感觉不到它的存在
更换	用完即丢	用完即丢	用完一冲即可
方便度	尚可	利于行动,经期时能游泳等	利于行动,经期时能游泳等
适应	很容易适应	需掌握正确放置方法,多练习	需掌握正确放置方法,多练习

马大夫
好孕叮咛

卫生巾正常的用量是平均一天换四五次,每个周期不超过2包(按每包10片计)。假如用3包卫生巾还不够,而且差不多每片卫生巾都是湿透的,就属于经量过多。相反,每次月经1包都用不完,则属经量过少。经量过多或过少都应及时到医院就诊。

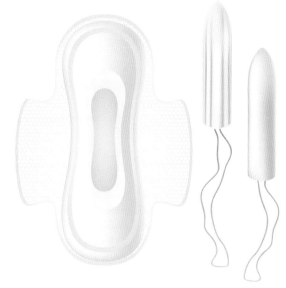

普通卫生巾、卫生棉条

卵巢健康才能孕育优质卵子

扫一扫，听音频

受孕的根本就是养护卵巢

女性最重要的不是外表看到的脸，而是看不到的卵巢。因为女性如果不能分泌健康的卵子，她们就不能孕育新生命，不能成为母亲，而卵巢的衰老也就是女性衰老的象征。因此，女性卵巢也就显得尤其重要。

• 女性不孕或早期流产与卵巢功能不良有关

女性不孕的原因中"卵巢功能不全"就占了 30%~40%，无排卵就无法怀孕。另外，由于早期怀孕过程必须依赖黄体酮（即孕激素），而黄体酮的主要来源是卵巢的黄体，因此，如果怀孕的第 7~9 周没有足够的黄体酮，就很容易引起早期胚胎流产。

哪些因素影响卵巢功能

影响因素		症状及诊断
妇科因素	多囊卵巢综合征	临床上有月经异常、不孕、多毛、肥胖等症状，诊断要结合临床的综合表现，如长期不排卵、雄激素过高等，诊断要做激素水平（促卵泡激素、黄体生成素）检查和超声波检查，并排除其他疾病
	子宫内膜异位症	患者通常有痛经、性交痛、慢性下腹部疼痛等，易导致盆腔粘连、盆腔环境紊乱，从而出现不孕或早期流产
	盆腔炎	会有阴道不正常分泌物与下腹部疼痛，严重的还会有卵巢、输卵管脓肿及盆腔粘连
非妇科因素	高龄	女性年龄超过 35 周岁
	疾病及其他	如垂体及下丘脑肿瘤、肥胖、肾上腺功能异常、甲状腺疾病、糖尿病、过度运动、生活压力等

卵巢会早衰吗

卵巢早衰指女性 40 岁前由于卵巢内卵泡耗竭或因医源性损伤而发生的卵巢功能衰竭，以低雌激素及高促性腺激素为特征，表现为继发性闭经，常伴有围绝经期症状。

养护卵巢要从日常生活做起

一些女性生活习惯不良，也是导致卵巢早衰的重要原因之一。养成良好、健康生活习惯的女性，比有着不良生活习惯的女性要年轻漂亮，衰老的脚步也会变慢。

饮食调养很重要

少饮冷饮，少吃生冷食物，按时进食，多摄入富含维生素的水果和蔬菜，多吃豆制品等富含植物性雌激素的食物，这些都有助于卵巢的健康和保养。

吸烟有害卵巢健康

不碰烟酒，尤其是吸烟，对卵巢伤害特别大，严重者甚至会导致更年期提前。

和谐的性生活

和谐的性生活能推迟卵巢功能退化。

1

2

3

4

5

保证适量运动，保持充足睡眠

早睡早起不熬夜，保持充足的睡眠，保证适量运动，经常进行像散步这样的运动，不要久坐。

心情要愉悦，学会自我调节

女性气郁容易导致气血不通，卵巢的健康也会受影响。因此，女性要经常保持心情愉快，学会自我调节。可以通过练习瑜伽，达到心理和生理上的调养，从而有助于卵巢保养。

多一份细心，
警惕卵巢警报

扫一扫，听音频

没怀孕乳房有泌乳的现象

没怀孕但乳房有泌乳现象，与高泌乳素血症、垂体瘤有关，也会影响排卵和受孕，可以进行药物治疗，大的垂体瘤还可能影响视野，需要手术。

没有预兆的潮热、多汗是卵巢早衰的警示

每天多次身体莫名出现潮红、潮热、多汗等症状，有时还伴随抑郁、易怒、失眠等，如果你 40 岁前就出现这些症状，就要重视了，因为这可能是卵巢衰老的警告。

卵巢早衰造成雌激素水平下降，会使自主神经紊乱、内分泌失调，导致潮热、多汗等一系列症状。

身体毛发突然增多警惕多囊卵巢综合征

身体毛发浓密程度是因人而异的，可是如果发现身体的毛发不正常地变多，比如女性嘴唇上的汗毛变重显现出"小胡子"，腿上变得"毛茸茸"的，一定要提高警惕，身体内在的病变往往能在体表体现出来。

身体多毛可能是卵巢不排卵的侧面表现，是多囊卵巢综合征的症状。这是由于"下丘脑－垂体－卵巢轴"功能失调，导致卵巢长期不能排卵，雄激素水平增高，身体就会出现多毛的现象。

**马大夫
好孕叮咛**

经常按摩关元穴可以呵护卵巢

中医认为，经常按摩关元穴可以补充人体元气，调节内分泌，呵护卵巢，促进乳房的正常发育。仰卧姿势，除拇指外，四指并拢横放在肚脐下方，肚脐下正中线与小指交叉的地方即是关元穴。

• 多囊卵巢综合征的危害

危害	具体表现
继发不孕	多囊卵巢综合征导致不孕多为无排卵性不孕，原因在于卵巢囊壁过厚，导致卵子无法排出，无法与精子结合，明显的表现为闭经
导致月经异常	主要包括月经稀少或闭经（月经稀少所占比例更高），有些患者还会表现为月经淋漓不断，从而继发贫血等各种病症
影响容颜	多并发面部痤疮，有可能使面部落下永久瘢痕，影响容颜
诱发恶性肿瘤	因雌激素对子宫内膜的长期持续刺激容易导致内膜增生过度，绝经后延，易导致子宫内膜癌
其他	多囊卵巢综合征患者患高血压、糖尿病、心脏病、心肌梗死、乳腺癌等疾病的风险明显增高

• 预防措施

1. 科学饮食，注意营养均衡；饮食要适量，不要过度节食；避免辛辣刺激、油腻肥甘的食物；宜清淡饮食，多吃蔬果。

2. 避免盲目服用减肥药品。

3. 注意劳逸结合，加强锻炼，增强体质。

4. 保持乐观情绪、心情舒畅，避免暴怒、抑郁、过度紧张和长期焦虑。

5. 采取避孕措施，避免多次流产手术，也应避免长期服用避孕药。

莫名腹胀谨防卵巢癌

很多人都会因为作息不规律、饮食不得当而有腹胀的毛病，大多数人调整饮食或者作息后都会好转，或者吃几片胃药也就好了。但是，经常腹胀吃药也不见好转，检查胃也没有毛病的时候，就要看看是不是卵巢出了问题。临床显示，如果不是胃本身的病变，久治不愈的腹胀很可能是早期卵巢癌的征兆。

八种黄金食材，
让卵巢健康卵子优

扫一扫，听音频

玉米
延缓卵巢功能衰退

玉米性平，味甘；归胃、大肠经。玉米含有镁、硒等矿物质，对抑制肿瘤的生长有一定功效，常食能帮助降低卵巢癌的发生概率。玉米含有谷胱甘肽，在微量元素硒的作用下，会生成谷胱甘肽过氧化物酶，能帮助延缓卵巢功能的衰退。

荞麦
稳定卵巢功能

荞麦性寒，味甘；归脾、胃经。其营养价值高于一般谷物。荞麦含有烟酸，可以促进机体的新陈代谢，增强卵巢的代谢能力，预防卵巢肿瘤。荞麦含有叶绿素、芦丁，能够降血脂，软化血管，保障卵巢的血液流通。

苹果
保持卵巢功能旺盛

苹果性平，味甘；归脾、胃经。苹果含有酚酸，有较强的抗氧化作用，可让卵巢处于功能旺盛的状态。苹果富含钾、膳食纤维等，有助利尿消肿、抗衰老。

猕猴桃
帮助卵巢保持青春

猕猴桃性寒，味甘、酸；归脾、胃经。猕猴桃富含叶酸、维生素 C 等，有助于抗氧化、防衰老，保持卵巢的青春活力。

海带
减少卵巢疾病发生

海带性寒，味咸；归胃、肝、肾经。海带含碘丰富，碘是人体内合成甲状腺激素的主要原料。海带含有的多糖等有抗氧化的作用，有助于减少卵巢疾病的发生。

花生
预防产后出血

花生性平，味甘；归脾、肺经。花生衣可止血，能够帮助预防和调理产后出血所致的卵巢功能衰退，对由出血引起的贫血也有良好的食疗作用。

另外，花生含有锌，能增强记忆力，抗老化，延缓脑功能衰退，滋润皮肤。

大蒜
延缓卵巢细胞衰老

大蒜性温，味辛；归脾、胃、肺经。有研究表明，大蒜具抗癌潜力，大蒜中的硒可抑制卵巢肿瘤细胞的生长。另外，大蒜中的辣素具有很强的杀菌能力，经常食用可预防流感。

绿豆
保护卵巢功能

绿豆性寒，味甘；归心、胃经。绿豆富含钾、B族维生素、膳食纤维，有助于抑制癌细胞生长，帮助预防卵巢癌。

提高卵子质量，从健康的生活方式入手

扫一扫，听音频

卵子质量决定了女性能否有正常的生殖能力，卵子质量差，不仅不利于优生优育，也易发生流产、胎停育等情况。提高卵子质量并没有什么秘诀，如果非要找个秘诀，那就是健康的生活方式。

平时补补铁，卵子更健康

● 女性为什么特别需要补铁

正常情况下，女性每次月经的失血总量为 20 ~ 60 毫升。月经出血时损失的铁必须从饮食营养中得到补充。女性在月经期，每日需铁量为 20 毫克，至于那些月经过多和月经紊乱的人，每天铁需求量就更多了。平时如果不重视补铁，就会引起缺铁性贫血。而且，这种患者的贫血常常在治愈后反复发作。

● 怎么补铁要分情况

在平时的膳食中注意补充铁，可以适当多吃动物血、猪肝、瘦肉、鱼类和海鲜等含铁丰富的食物。

如果已经出现了贫血，血红蛋白 < 110 克 / 升，并经诊治明确是由慢性失血造成的缺铁性贫血，可以服用铁剂。

需要注意的是，有很多缺铁性贫血的患者并不是因为平时摄取的铁不够，而是因为机体对铁的吸收不好，需要咨询相关专家，在指导下治疗。

对于备孕女性来说，多吃富含铁的食物，给卵子提供足够的营养，会让卵子更健康。

> **马大夫 好孕叮咛**
>
> **卵泡发育时忌吃生冷或冰镇的饮食**
>
> 在卵泡发育的时候，或者备孕阶段，最好不吃生冷的食物，比如冰镇的东西，不要拿出来就吃，要在外面放置一会儿再吃，要多吃一些瘦肉、鸡蛋等含优质蛋白质的食物。

常吃豆制品让卵子更健康

豆腐、豆浆等豆制品中含大量植物蛋白，会让卵巢更结实、卵子更健康。豆腐尽量煮着吃或蒸着吃，油炸、油煎会破坏植物蛋白活性，还易导致油脂摄入过多。每天吃一小盘豆腐即可，过量的植物蛋白会给肾脏带来负担。

不吃或少吃止痛药或安眠药

• 服用止痛药会减弱卵子活性

调查显示，服用止痛药的女性体内卵子活性比不服用止痛药的女性低7%。止痛药会抑制大脑神经，长期服用会"迷惑"神经中枢，对卵巢发出的指令不敏感，卵子活性减弱。

• 安眠药会造成暂时性不孕

安眠药会损害女性的生理功能和生殖功能。如安定、氯氮䓬、丙咪嗪等，都可作用于间脑，影响垂体中促性腺激素的分泌。女性服用安眠药可影响下丘脑功能，造成月经紊乱或闭经，从而影响受孕能力，造成暂时性不孕。如果女性在怀孕早期服药，还可能引起胎儿先天性畸形。

马大夫好孕叮咛

男性服用安眠药也会影响生育能力

安眠药同样会损害男性的生理功能和生殖功能。男性服用安眠药可使睾酮生成减少，导致阳痿、遗精及性欲减退等，从而影响生育能力。

远离美容院的卵巢保养

据相关资料显示，美容院用于卵巢保养的精油良莠不齐，合格率不到20%。美容师手上的精油渗入身体后，可能会影响内分泌水平，甚至降低卵子活性。因此，备孕女性要远离美容院所谓的卵巢保养。

不要乱用促排卵药

为了能够提高卵子质量，有些女性可能会去服用促排卵药物或其他偏方等。实际上，目前的药物只是针对某种疾病而特定的治疗方案，而对于健康女性想要提高卵子质量的需求并不对症。如果盲目用药，不仅不能提高卵子质量，反而会影响卵子质量。因此，如果存在怀孕障碍，必须在医生指导下进行药物治疗。

扫一扫，听音频

卵子排出是什么感觉？

马大夫答：①下腹疼痛。成熟卵子从卵巢表面排出，要冲破包裹卵子表面的一层薄膜滤泡。卵子排出时，滤泡内少量液体就会流入盆腔最低部位，造成少量出血，因此会有一侧下腹部发生疼痛，不过几小时后就好了。②阴道分泌物增多。大多数女性随着排卵期临近，阴道分泌物逐渐增多，呈现稀薄乳白色；至排卵期分泌物量明显增多，并呈水样透明清亮，会感到阴部潮湿滑润，出现鸡蛋清样的条状黏液。③子宫出血。排卵前后因为体内雌激素分泌量的波动，导致少量子宫出血，这便是排卵期出血。④体温稍高、乳房胀痛等。

卵泡不破怎么办？

马大夫答：受精卵是卵子和精子受精结合形成的，如果卵泡不能够自行破裂，那么卵子就无法排出，从而造成女性不孕。那么卵泡不破怎么办？

通过B超监测排卵，如果发现有优势卵泡却并不能自然排卵的患者，可以在卵泡达到优势时进行肌注HCG促进卵泡排出，再在医生指导下进行同房。

卵泡长到多大才会排卵？

马大夫答：许多备孕女性都做过B超监测排卵，想知道卵泡发育到多大才会排卵。经过大量数据统计，在排卵前3天卵泡直径平均值为15毫米，前两天为18.6毫米，前一天为20.5毫米。换句话说，卵泡发育到直径20毫米左右就快排卵了。

需要强调两点：①上面的数值是测量了很多人的卵泡直径后所得的平均值，具体到每个人会有所不同，但不会有太大差距；②卵泡在开始时发育比较慢，接近排卵日时发育得比较快，所以不要太早去做B超监测。

PART 2

养护子宫
让宝宝
"住"得舒服

孕育是子宫赐给女人的宝贵财富

扫一扫，听音频

子宫——"种子"生长的暖房

子宫是女性生殖系统中的重要器官，是女性独有的脏器，也是胎宝宝生长发育的场所。由于胎宝宝需要在这里生活 10 个月，因此尽早了解子宫发育是否正常极其重要。通过了解子宫的发育状况，可以大体了解其他相关生理功能是否正常，如垂体、下丘脑、卵巢等器官是否有问题，有无排卵障碍，是否具备生育的基本条件等。

• 探秘子宫

子宫位于盆腔中部，在膀胱与直肠之间。其位置可随膀胱与直肠的充盈程度或体位而有变化。正常成年女性的子宫呈前倾前屈位。子宫的形状为倒置三角形（或扁梨形），前面扁平，后面稍突出，宫腔深约 6 厘米。子宫上方两角为子宫角，通向输卵管；下端较窄，为峡部，呈圆柱状，长约 1 厘米，突出于阴道的上部。"峡部"在妊娠期会逐渐扩展，临产时形成子宫下段。

• 子宫的发育受何影响

子宫的发育受多种因素影响。正常情况下，当女性身体发育成熟后，子宫理所当然地具备了生育能力。但如果垂体、下丘脑、卵巢等器官发生了"故障"，就会造成子宫发育迟缓，甚至导致生育能力丧失。

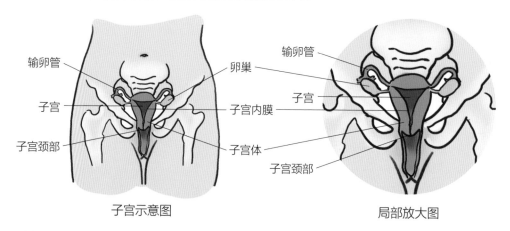

子宫示意图　　　　　　　　　　局部放大图

子宫内膜——孕育新生命的土壤

在雌激素与孕激素的作用下，子宫内膜在一个月经周期中会随着卵泡的生长而逐渐增生、变厚。子宫内膜厚度具体变化如下。

时间	厚度（毫米）	时间	厚度（毫米）
月经来潮前3天	8	月经来潮前1天	9
月经来潮前2天	8.5	月经来潮当天	11

排卵后，整个子宫内膜松软且富有营养物质，为受精卵的种植做好了充分准备。孕激素是调控子宫内膜的主要激素，其作用如下。

 使子宫肌肉松弛，活动能力降低，有利于受精卵在子宫腔内的生长发育。

 使增生期子宫内膜转化为分泌期子宫内膜，从而使子宫内膜腺上皮细胞分泌一种营养物质——糖原，为受精卵着床做好准备。

 使宫颈口闭合，黏液减少、变稠，拉丝度降低。

马大夫好孕叮咛

子宫有四怕，"幸孕"还需护好宫

备孕女性要想顺利受孕，就必须维护好子宫的健康。子宫有四怕：一怕反复行人工流产术，特别是在短期内重复进行，这对子宫的伤害很大；二怕私自堕胎，易导致子宫破损或继发感染；三怕性生活不讲究卫生，病原体经阴道进入子宫腔内，引起子宫内膜感染；四怕性生活混乱，可能导致宫颈癌等疾病，从而导致不孕。

子宫环境会影响孩子一生的健康

研究表明，子宫环境对孩子的影响会持续到出生以后，甚至一直持续到其成年；不仅如此，还会影响孩子的生殖功能，以致影响下一代的怀孕过程。

怀孕时如果母体有疾病或有很大压力，会影响胎儿在子宫内的发育，对细胞、组织、脏器的形成产生不良影响。一项针对胎儿发育环境与成年疾病关系的研究表明，胎儿期受到过不良影响的群体，其成年后患心血管疾病和糖尿病的概率会大大增加。

宝宝不爱住"冷宫"，寒证不寒有方法

扫一扫，听音频

"寒则凝"，女人经不起寒凉

女性原本属于阴柔之体，阴气相对偏盛，脏腑的功能相对偏弱，更容易受到寒邪的侵袭。因此，只要到了秋冬季节，天气稍转凉，便会全身怕冷，这是典型的虚寒证，最明显的表现是手脚冰凉。

中医有"寒则凝"的说法，也就是说，气血受到寒气的侵袭，就会出现气血凝滞，导致整个人体的气血循环不畅。这样就会引起子宫气血不畅，从而导致"宫寒"，严重时会诱发不孕。

> **马大夫好孕叮咛**
>
> **宫寒不是一朝一夕形成的**
>
> 宫寒不是一朝一夕形成的，多与体质和生活习惯有关。从体质上来说，女性多为虚寒体质；从生活习惯上来讲，热天长期生活在空调房间内，喜食生冷寒凉食物等，都易造成宫寒。

寒不寒早知道——2招辨别体内寒气

•通过面色看寒气

面色白：
大多为虚寒或失血所致。

面色青：
受寒、惊风、气血瘀滞。

面色黑：
肾虚有寒、瘀血水饮停聚。

1

2
面色萎黄、无光泽：
脾虚、气虚、血虚或寒湿内停。

3

4
颧骨周围嫩红：
内寒深重的表现。

5

•通过痰可辨寒热

咳出的痰是清稀、白色泡沫状，甚至像清水一样的痰，一般属于寒证。

热水泡脚是最原始的祛寒法

俗话讲"寒从脚下起"，是因为脚离人体的心脏最远，并且从心脏发出的血液，经长途跋涉流到脚部后，不仅速度减慢，而且血量也会减少。我们都知道脚部皮肤薄，脂肪少，保暖性差，再加上没有充足气血的温煦，所以脚掌皮肤温度最低，也最容易受到寒邪的侵袭。

特别是到了冬天，天气寒冷，脚部更易受寒。坚持用热水泡脚有利于促进气血运行、疏通经络、解表散寒，能有效缓解手脚冰凉，温暖全身，促进脑部供血等。如果能在热水中加入生姜片、花椒等，祛风散寒的功效更好。

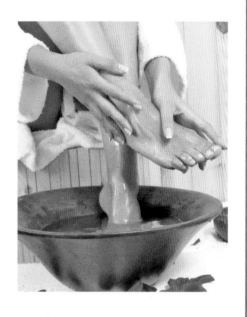

宫寒女性要常搓脚心

中医认为，脚是人的第二心脏，搓脚心能刺激脚上的大部分穴位，有助于驱走寒气，令身体暖和，特别适合冬天时，躺在被窝里手脚冰凉、睡不热、特别怕冷、两脚不敢伸直、整夜蜷成一团的女性。

每晚洗脚后仰卧在被窝中，先把左脚伸直，脚背放平，用右脚心搓左脚背100次，然后把右脚伸直，脚背放平，用左脚心搓右脚背100次，以搓热为度。坚持一个月，你或许就会发现自己不怕冷了，失眠现象也好转了。

马大夫好孕叮咛

泡脚也有大学问

首先，备孕女性若有严重脚气，不宜用热水泡脚，否则会造成伤口感染。

其次，泡脚时间控制在15分钟最佳，泡太长时间最不可取。体质虚弱者一旦泡脚时间过长，会引发出汗、心慌等症状。

经常搓脚心好处多

现代医学研究表明，经常刺激脚心能调节自主神经和内分泌功能，促进血液循环，有助于消除疲劳、改善睡眠。由此可见，经常搓脚心的好处颇多，非常利于身体的保健。

调养子宫的五大穴位

扫一扫，听音频

足三里穴

足三里穴是足阳明胃经的主要穴位之一，中医认为，按摩足三里穴有调节机体免疫功能、调理脾胃、补中益气、扶正祛邪的作用。足三里穴与后面介绍的几个穴位共同按摩，有促进排卵的功效，对于气血虚弱、体质虚寒的女性，有提高受孕能力的作用。

具体位置 犊鼻穴下3寸[①]，胫骨前嵴外1横指处。

快速取穴 屈膝，找到外膝眼即是犊鼻穴，沿犊鼻穴向下用四指的宽度（食指、中指、无名指、小指四指并拢，以中指中节近端横纹为标准线）量出的3寸位置处即是该穴位。

按摩方法 用拇指抵住足三里穴，用力掐按3分钟，以有酸胀感为度。

[①] 本书均采用手指同身寸定穴法，即以被按摩者本身手指的分寸为度量选取穴位的方法。1寸为被按摩者拇指指间关节的宽度；2寸为被按摩者食指、中指、无名指并拢时的宽度；将被按摩者食指、中指、无名指、小指同时并拢，以其中指中节近端横纹为准，其四指的宽度为3寸。

改善
气血虚弱

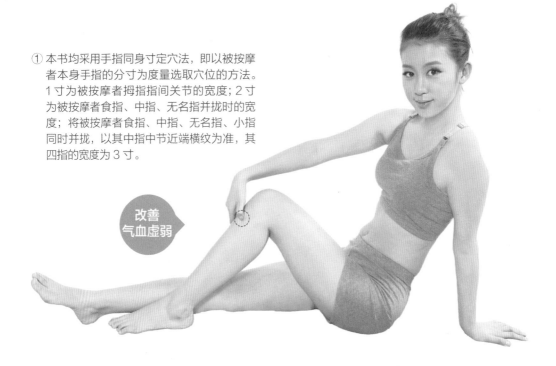

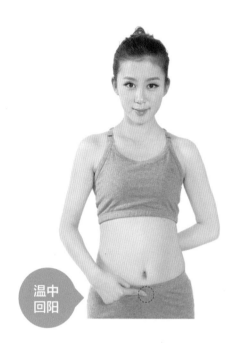

温中
回阳

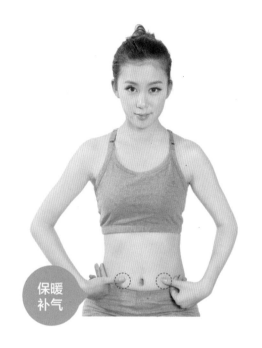

保暖
补气

气海穴

气海穴又叫"下丹田"，是元气汇集的穴位，可温中回阳，有"气海一穴暖全身"的说法，对维持生殖系统功能很重要。按摩此穴可以调理月经不调、子宫出血、经期腹胀、痛经等，而且对辅助调理性功能低下、早泄及体倦乏力等病症也有帮助。

具体位置 前正中线上，脐下1.5寸。
快速取穴 连接肚脐和耻骨画一条直线，分成十等份，距肚脐3/10位置处即是该穴位。
按摩方法 用拇指或食指指腹按压气海穴3~5分钟，力度适中。

天枢穴

很多女性有生理期腹胀、腹泻的情况，可以通过按压此穴得到舒缓。平常按摩还可以滋养全身、温暖子宫，帮助女性瘦身，消除腹部脂肪；还有助调理胃经，调节大肠功能，可改善便秘，让女性远离痘痘及口臭。

具体位置 肚脐两旁2寸处，左右各一个。
快速取穴 拇指与小指弯曲，中间三指并拢，食指指腹贴在肚脐中心，无名指所在位置即是天枢穴。
按摩方法 用大拇指逆时针按揉1分钟。

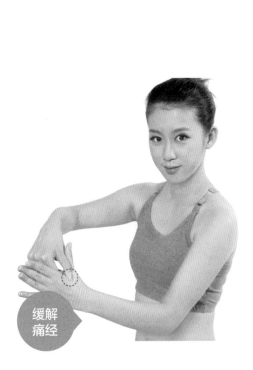

缓解
痛经

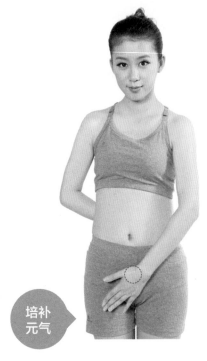

培补
元气

合谷穴

经期疼痛或者月经前后腹痛、月经不规律，按摩合谷穴有助于缓解疼痛，改善月经不调。平时按摩可以活血祛瘀、调养子宫。

具体位置 手背第1、第2掌骨间，当第2掌骨桡侧的中点处。

快速取穴 以一手的拇指指间关节横纹，放在另一手拇、食指之间的指蹼缘上，拇指指尖下即是该穴位。

按摩方法 用右手的大拇指和食指上下揉动左手的合谷穴200下，再用左手的大拇指和食指上下揉动右手的合谷穴200下。

关元穴

关元穴是元气之所在，为补肾固本、补益元气的要穴。按摩此穴位可调节内分泌及子宫、卵巢的功能，有助恢复青春活力，针对气血虚弱、体质虚寒的女性，能帮助提高受孕能力，还可舒缓腹泻、腹胀、月经不调、白带异常等症状。

具体位置 前正中线上，脐下3寸。

快速取穴 除拇指外，四指并拢横放在肚脐下方，肚脐下正中线与小指交叉的地方即是该穴。

按摩方法 以关元穴为圆心，手掌逆时针及顺时针方向按揉3~5分钟，然后随呼吸按压关元穴3分钟。

👍 吃出温暖好子宫的六道料理

海参竹荪汤

材料 海参50克，红枣20克，竹荪、净枸杞子各10克，干银耳5克。

调料 盐适量。

做法

❶ 海参、竹荪入清水中泡发洗净，切丝；红枣去核，洗净，浸泡；银耳泡发，去蒂，洗净，撕成小朵。

❷ 锅中倒入适量清水，放入银耳、海参丝，大火煮沸后改小火煮约20分钟，加入枸杞子、红枣、竹荪丝煮约10分钟，加盐调味即可。

功效 海参性温，味咸，归心、肾经。海参属于温补食材，女性常吃海参能滋阴补血，海参还有养颜美容、延缓衰老的功效。

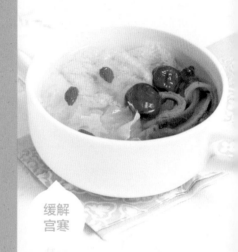

缓解
宫寒

红糖小米粥

材料 小米50克，红枣3颗。

调料 红糖5克。

做法

❶ 小米淘洗干净；红枣洗净，去核。

❷ 锅置火上，放入小米、红枣和适量清水，用大火烧沸，转小火熬煮至米粒熟烂，加红糖搅匀即可。

功效 红糖味甘，性温，归肝、脾经。对于经期女性而言，红糖可以让身体温暖、气血活络，使月经排出顺畅，特别适合因子宫虚寒而痛经的女性；同时对产后收缩子宫、恢复体力、排出恶露也有促进作用。

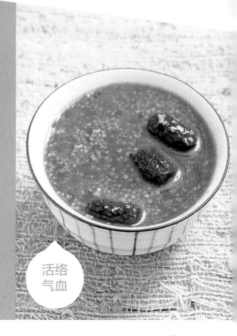

活络
气血

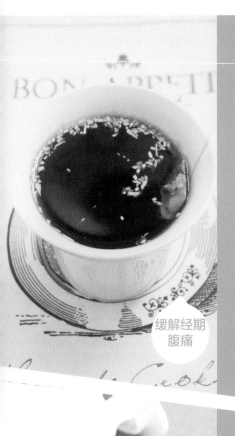

生姜茶

材料 带皮新鲜生姜 10 克，红茶包 1 包。

调料 黑糖或蜂蜜适量。

做法

① 将水煮沸并温烫茶杯，带皮生姜洗净，切成末或者磨成姜泥，备用。

② 用 250 克的热水冲泡茶包，静置约 3 分钟后取出茶包，放入姜末或姜泥，加少许黑糖搅拌均匀即可。如果添加蜂蜜，需要等茶水凉温再放。

功效 生姜性温，味辛，归脾、胃、肺经，散寒、温中、止咳，用于寒气或瘀血引起的痛经，能缓解经期腹痛。每日晚餐后喝一杯姜茶，能帮助化解体内寒气，长期坚持饮用对调理宫寒十分有益。子宫温暖，体内气血运行通畅，痛经才能缓解。

缓解经期腹痛

桂圆莲子红枣羹

材料 莲子 30 克，桂圆肉、红枣各 10 克。

调料 冰糖 5 克。

做法

① 莲子洗净，浸泡，去心；桂圆肉洗净；红枣洗净，去核。

② 莲子、桂圆肉、红枣一同放入砂锅内，加适量水烧开，小火炖至莲子熟烂，加冰糖煮至化开即可。

功效 莲子性平，味甘、涩，归脾、心、肾经，能补五脏不足、通畅气血。《本草纲目》记载莲子有调理赤白浊、带下、崩中等功效，中医用于调理女性月经过多、白带过多。莲子、桂圆、红枣三者搭配，还能改善皮肤干燥和粗糙，美容养颜。

通畅气血

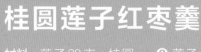

当归乌鸡汤

材料 当归10克，乌鸡半只。

调料 盐适量。

做法

① 乌鸡处理干净，切块，用沸水焯烫，除去血水，捞出备用。

② 将鸡块、当归放入炖锅中，加水没过食材，先用大火煮沸后小火炖至熟烂，加盐调味即可。

功效 乌鸡性平，味甘，归脾、胃经。《本草纲目》记载，乌鸡是补五脏、养血补精、助阳的佳品；当归有祛瘀血、生新血的功能。二者搭配煮汤能改善血液循环，常用于调理闭经、痛经、血虚体弱等病症。

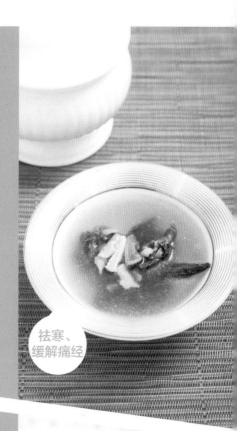

祛寒、缓解痛经

红枣燕麦黑豆浆

材料 黑豆50克，红枣30克，燕麦片20克。

调料 冰糖适量。

做法

① 黑豆用清水浸泡8~12小时，洗净；燕麦片淘洗干净；红枣洗净，去核，切碎。

② 将上述食材一同倒入全自动豆浆机中，加水至上下水位线之间，按下"豆浆"键，煮至豆浆机提示豆浆做好，过滤后依个人口味加适量冰糖调味即可。

功效 红枣性温，味甘，归脾、胃、心经。女性由于生理周期，容易气血虚，红枣具有滋阴补阳的功效，燕麦有助于促进卵巢分泌激素，黑豆又养肾，三者搭配做成豆浆，补肾、养卵巢、补血。

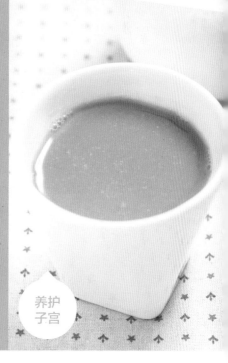

养护子宫

动起来，轻松养护子宫

扫一扫，听音频

提臀

功效　改善月经不调和痛经。

动作　平躺后，两腿分开，与肩同宽，屈膝约呈90度角，双手自然放在胯部两侧，掌心朝下（见右图①）。

吸气的同时慢慢抬起臀部，肩不要离地，当臀部提到最大限度时，收紧臀部，同时向其施力（见右图②）。保持这个姿势一段时间，然后呼气并放下臀部。如此反复做20次左右。

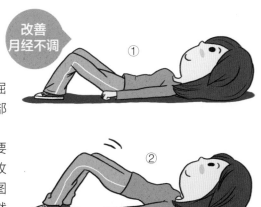

改善
月经不调

坐式转体

功效　通过刺激上腹肌肉来增强肝脏、肾脏和肠胃功能，从而起到锻炼生殖器官的作用。

动作　端坐，挺直腰身，两腿前伸。左腿向前平伸，右腿提起，放于左腿上方，呈单侧盘腿状，右手置于臀后，支撑住地面（见左图①），左手握住右腿小腿外侧并使右膝向外倒。

吸气的同时向右转体，头部也跟着身体向右后方旋转，目视身后（见左图②），保持此姿势20秒。再反向做同一动作，左右重复5次。

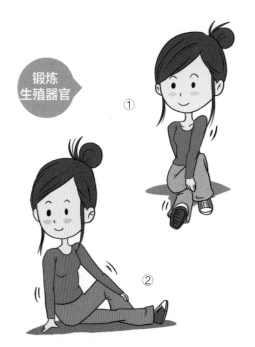

锻炼
生殖器官

蝶式

功效 缓解痛经。该动作可促使骨盆扩张，让血液更顺畅地流入盆腔内，长时间坚持有助于缓解痛经，对女性生殖器官的功能也有促进作用。

动作 脚掌相对，两手紧握脚掌。

放慢呼吸节奏，同时弯曲上身，头部尽量埋于两膝间，极力伸展腰背（见右图）。

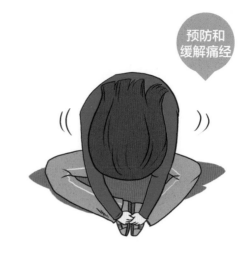

预防和缓解痛经

梨式

功效 锻炼平时缺乏运动的肌肉，促进血液循环。

动作 平躺，背部抵住地面，两手托住腰部，吸气的同时将双腿向上抬起。此时，两肘支撑住地面，有助于双腿前翻（见下图）。

维持此姿势1分钟，同时进行腹式呼吸。呼气，同时将臀部和腿部缓缓放下。

俯身抬腿式

功效 刺激腰部肌肉、促进血液循环、缓解小腹寒痛。

动作 俯卧于地，两腿并拢、紧绷，双臂分别置于大腿两侧。

吸气的同时抬起双腿，注意，双腿要绷直（见下图）。

维持此姿势5秒后慢慢呼气，同时将腿放下。

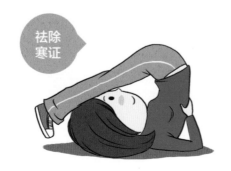

祛除寒证

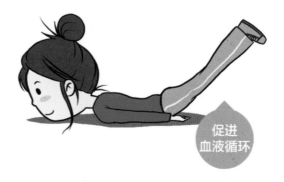

促进血液循环

子宫有记忆功能吗？流产是不是和子宫记忆功能有关系？

马大夫答： 很多人认为子宫有记忆功能，网上也有这种说法，但是这种说法是没有任何科学依据的。怀的胚胎好不好，受到受精卵质量、子宫内外环境等因素的影响，唯独不会因为子宫记住哪次没怀好而影响受孕结果。这种说法其实是个备孕误区，子宫并没有记忆功能。如果在确认已经排除影响受孕的危险因素后，就应该放心大胆地备孕，而不是想子宫有没有记忆功能。

怀孕概率与子宫前位或后位有关吗？

马大夫答： 子宫前位容易受孕，子宫后位不容易受孕，其实不是绝对的，子宫后位的受孕概率和子宫前位是一样的。

子宫后位如果不伴有其他症状或不适，多半是生理性的，不用担心，不需要任何治疗，没有一个人会因为子宫后位去做手术，受孕率也不受影响，绝大多数是可以顺利怀孕的，而且生完宝宝后也不会对身体产生影响。如果是子宫直肠陷窝粘连导致子宫后位，就会伴随深部性交痛、痛经、白带过多、小腹疼痛、腰酸背痛、不孕等。子宫直肠陷窝粘连可以通过腹腔镜检查确诊。

听说有吃了容易怀孕的营养品，这是真的吗？

马大夫答： 市面上出现了各种各样的营养品，声称服用后更易怀孕。个人并不推荐备孕女性服用这类营养品。过量摄入营养品有可能会产生不良反应，并且容易产生依赖性。健康的做法就是从各种天然食物中摄取不同的营养物质。

PART 3

"壮壮"的精子

是爸爸送给
宝贝的见面礼

注意精子质量，
让孩子赢在起跑线上

扫一扫，听音频

精子产生的条件很苛刻

精子虽然很小，但是它的产生条件非常苛刻。

需要足够的营养	精原细胞分裂演变成精子需要大量的营养物质，特别是被称为人体"建筑材料"的蛋白质。
需要低温环境	精子的成长要求阴囊内的温度比体温至少低1℃，而睾丸里的温度比体温要低0.5～1℃，否则精子的生长就会终止。
需要一定的时间	精子从产生到成熟需要3个月的时间。

知道了这些条件，我们就知道应该怎么做了。为了生个聪明健康的宝宝，备育男性应该做到以下几点。

提前3个月戒烟、戒酒；保证每天进食足够的食物，保证营养；不能长期节欲，成熟超过7天的精子会大量死亡，长期分居的夫妇第一次同房是没用的；同房时应该充分兴奋，液体多了，精子的前进会更顺利。

世界卫生组织规定的精液正常标准

液化时间与颜色	室温下，60分钟以内颜色为均匀的灰白色。
精液量	2.0毫升或更多。
pH值	7.2~8.0。
精子密度	≥20×10^6/毫升。

精子活动力	射精后60分钟内，50%或更多具有前向运动（即A级和B级），或25%或更多具有快速前向运动（A级）。
正常精子形态	≥15%。

异常精子的分类

少精症	精子密度低于20×10^6/毫升。
弱精症	（A级+B级）精子低于50%。
畸精症	正常精子形态小于15%。
少精、弱精、畸精症	三种均明显异常。
无精症	所射精液中无精子。
无精液症	不射精。

精子异常会引起男性"流产"

怀孕需要精子和卵子相结合才能发生，而胚胎的诞生，精子和卵子各占一半功劳，精子为胚胎提供了50%的基因。精子并非只在受孕时发挥作用，精子基因所起的作用一直伴随着胚胎发育的整个过程，受孕只能算作精子的前期工作。

精子发生染色体畸变，如数量异常、结构异常、基因突变或精液质量降低，这些情况并不妨碍精子和卵子的结合，女性也能够正常怀孕，但是到了孕中晚期，如果精子不健康，精子基因的晚期效应不正常，胎儿的发育就会停滞，从而发生死胎现象。

少精、弱精极易被忽视

少精、弱精往往会被患者忽视，这类患者大部分在妻子怀孕后才发现问题。最容易被忽视的一个原因是，也许备孕夫妻在婚检和孕检时，男方的精子数量基本趋于正常，但在备孕过程中，由于各种不良因素而影响了精子的数量。

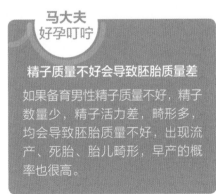

马大夫
好孕叮咛

精子质量不好会导致胚胎质量差

如果备育男性精子质量不好，精子数量少，精子活力差，畸形多，均会导致胚胎质量不好，出现流产、死胎、胎儿畸形，早产的概率也很高。

拼颜值，精子长相好看更易受孕

精子想要跟卵子约会也要看长相？那是当然，"帅哥"谁都喜欢，容貌关过了才能约会成功，进入下一步孕育阶段。

在显微镜下，所有的精子看起来都跟小蝌蚪一样，但实际上，根据生物学研究，每个精子都是不一样的。

• 长相好看的精英精子受孕率会高许多

正常男性在每次性生活中射出的精子数以千万计，然而这么多的精子，真正能到达女性输卵管壶腹部获得与卵子接触机会的精子往往只有极少数精英精子。由于卵子及女性生殖道中存在各种选择机制，最后通常只有一个精子与卵子结合，完成受精。到底哪一个精子能受精，目前的研究尚无法做到准确预测。但是，对那些接近受精的一批精子的特征做研究，发现精子的"长相"有一些规律可循。

研究发现，能穿透女性宫颈黏液的精子，被认为是具有受精潜能的精子，对这部分精子的形态特征进行分析，发现它们头部外形平滑、弧度规则、大体为椭圆形、长宽比为1.5、顶体区占头部面积40%～70%，尾部可有弯曲、但未成角折弯等。这样的精子被称为"正常形态"，受孕率会高许多。

马大夫好孕叮咛

精子的形态与是否生育畸形后代之间没有必然联系

每个男性体内都有"长相"不好的精子，生育力正常的男性，精子正常形态率才15%～25%。但精子的形态与是否生育畸形后代之间没有必然联系，也就是说体内有畸形精子的男性生育出来的孩子并不一定就畸形。但是，好的精子形态与怀孕概率有直接关系，所以，必须果断屏蔽生活中容易伤害精子"容颜"的因素。

从男性外表和日常生活看精子质量

• 男性大肚腩，精液可能有问题

不是每个男性都能拥有清晰分明的六块腹肌，但大肚腩男性的精液可能真有问题。荷兰研究者发现，腰围超过40英寸（约102厘米）的男性精子浓度较低，正常运动的精子计数较少。研究者认为，腹部承载过多的重量会妨碍性激素的释放以及精子的生成和发育。

• 爱吃鱼的男性精子质量好

爱吃鱼的男性精子质量好，这是哈佛大学研究者发现的。研究指出，鱼肉对精子具有保护作用，经常吃三文鱼、金枪鱼等深海鱼的男性精子浓度要比普通男性高 65%。鱼肉中含有的 $\omega-3$ 脂肪酸对精子的生成起到了促进作用。

• 爱穿宽松内裤的男性精子活力更高

英国学者发现，穿宽松内裤的男性精子活力更高。精子的运动能力非常重要，游动速度缓慢的精子很难到达输卵管，也就无法成功怀孕。宽松内裤可以降低阴囊温度，改善精液质量。

• 坚持体育锻炼的男性精子浓度更高

哈佛大学研究者发现，坚持体育锻炼的男性精子浓度要比未锻炼的男性高出 73%。这是因为经常性的锻炼能防止自由基对精子造成损害。研究者还发现，与不看电视的男性相比，每周看电视超过 20 小时的男性精子浓度要比前者低 44%。

• 较少使用塑料容器的男性精子好

日常生活中，较少使用塑料容器的男性精子好。丹麦学者认为，双酚 A 会影响附睾中雄激素和雌激素的活性，从而阻碍精子的正常发育。

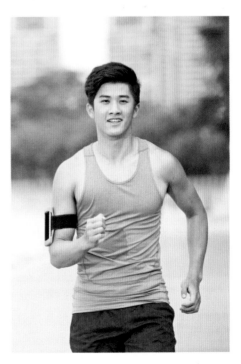

精子很脆弱，
备育男性要精心呵护

扫一扫，听音频

温度过高、过低都会影响精子活力

精子在 35.5～36℃的恒温条件下才能产生与发育，高温和寒冷环境都会严重影响其质量。研究表明，低温下，异常超微结构的精子显著增加，低温会干扰精子的产生和活力。高温使睾丸温度高于精子生长发育的生理温度，严重影响生精细胞的功能，同时引起睾丸发生代谢及各种生化与免疫反应，导致生精微循环的改变，使精子通过附睾的速率加快，成熟减缓，最终导致睾丸生精障碍，出现精子形态异常，精液质量下降，或精子在睾丸中大量死亡，甚至会出现睾丸萎缩。

马大夫
好孕叮咛

想要宝宝的男性请远离桑拿浴

桑拿浴能够使血液循环加快，使全身各部位肌肉得到完全放松。因此，不少男性喜欢泡桑拿，以缓解疲劳。然而频繁泡桑拿可能造成不育。精子必须在相对低温条件下才能正常发育。一般桑拿浴室温可达40℃以上，会严重影响精子的生长发育，导致弱精、死精等病症。因此，对于想要宝宝的男性，不要经常洗桑拿。

高频振动使精子不易成熟

对从事持续剧烈振动操作人员的精液检查结果表明，该人群患有无精症、少精症、弱精症、畸精症的概率较高。研究表明，持续剧烈振动可致使自主神经功能、免疫功能、内皮细胞的内分泌功能异常，而这些功能的异常均可能影响到生殖功能，直接导致精子的成熟障碍等。

电磁辐射易使精子畸形

睾丸是人体中对电磁辐射最为敏感的组织器官之一。过多使用手机有可能降低精子数量、活力，增加畸形精子。微波可通过热效应损害生精细胞，影响睾丸的内分泌功能，造成精子畸形率增高，质量下降。

一定要重点看

吃些壮精的食物

番茄红素可增加精子数量、提高精子活力

对于备孕的夫妻来说，备孕女性的身体固然重要，但备育男性的身体好了，怀孕也会更加容易。可以试试用番茄红素调理备育男性的身体。

番茄红素属于胡萝卜素类，是植物中所含的一种天然色素，因最早从番茄中分离制出而得名。研究表明，番茄红素是一种适合长期服用的保健品。

印度科学家最先发现番茄红素与精子数量有关系。他们发现不育男性的体内番茄红素的含量偏低，同时番茄红素还与精子的形态及活力有关。

接受试验的男性年龄为 23 ~ 45 岁，存在的问题是长期不育。试验者每天服用 2 次番茄红素，每次 2 毫克，服用番茄红素 3 个月后，精子的数量和活力均有了明显改善，其中 73% 的人精子活力提高，63% 的人精子形态改善。

马大夫好孕叮咛

食用番茄的注意事项

番茄不能与肝素等抗凝血药物同食，因为番茄中含有维生素K，它是一种促进凝血的物质，与抗凝血药物同服会大大削减药效，对疾病的治疗不利。

服用新斯的明或加兰他敏等抗过敏药物时不要食用番茄，因为番茄中的营养物质会对这些药物产生影响，引发不良反应。

未成熟的番茄不要食用，因为其中的番茄碱含量较高，食用后可能出现恶心、呕吐、胃痛等不适症状，一次食用过多还可能食物中毒。

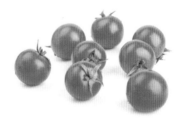

人体自身无法合成番茄红素，只能从番茄等食物中摄取。圣女果中富含番茄红素，可适当多食

可以提高精液质量的天然维生素 E

不少夫妻长期不孕不育，原因就是精液质量不佳。此时，不妨补充点天然维生素 E。天然维生素 E 直接存在于精子体内而非精浆中，可以使精子免受氧化所造成的形态损伤，对保护精子的正常形态和活力起到了重要作用。

维生素 E 主要存在于绿色蔬菜、豆类、谷类、蛋黄、动物肝脏、坚果类食物中。植物油中也含有丰富的维生素 E，比如玉米油、花生油、大豆油等。备育男性可以适当食用。

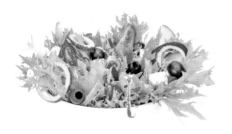

绿色蔬菜中富含维生素E，
每天食用300～500克蔬菜
可助好孕

**马大夫
好孕叮咛**

巧搭配，维生素E的吸收效果佳

1. 核桃中的不饱和脂肪酸能够促进玉米中维生素E的吸收。
2. 虾皮富含硒元素，与富含维生素E的腐竹搭配，可以互相促进吸收。
3. 黑芝麻富含维生素E，与富含维生素C、β-胡萝卜素的彩椒搭配，有抗氧化的协同作用。

某些激素类药品可用于治疗少精

氯米芬、人绒毛膜促性腺激素——这些似乎是备孕女性专用的药品，常用于备孕女性诱导排卵。但是很少有人知道，它们还可以用于治疗备育男性精子过少。

这些药品主要作用于男性下丘脑，促进男性促性腺激素的释放，使睾丸制造精子的功能旺盛，于是精子的数量增加、活力加强。

蜂蜜有助于精液的形成

蜂蜜是一种富含植物雄激素的食品，很适合备育男性食用。蜂蜜是蜜蜂采集大量花粉酿造而成的产物，而花粉就是植物的雄性器官，其中含有大量的植物雄激素，这种激素与人的垂体激素相仿，有活跃性腺的生物特征。而且蜂蜜所含的糖易被吸收入血，对精液的形成十分有益。如果同时补充维生素 E，效果会更好。

"伟哥"不可靠，要靠营养素

有些男性经常依靠服用"伟哥"来完成夫妻性生活，长期下去有百害而无一利。提高夫妻生活质量，不能靠外界的激素，而是要提供身体必要的营养素，让身体自身来合成必要的物质。

营养素	功效
维生素 A	一些医学专家研究证实了男性精子发育不成熟的部分原因与缺乏维生素 A 有关。男性若缺乏维生素 A，会使睾丸萎缩、精子发育不良、影响生殖功能、对性生活失去热情
B 族维生素	B 族维生素是三大营养物质能量转换的必要物质。没有足够的 B 族维生素的参与，能量的转换将发生障碍，没有了能量，要想达成持久的夫妻性生活也是不可能的
维生素 E	维生素 E 又称生育酚，与生育功能有关，因为维生素 E 能保持细胞的活性。维生素 E 可促进男性性激素的分泌，增加精子数量，增强精子活力，帮助维持生殖功能
蛋白质	激素的合成必须有足量且均衡的优质蛋白质，如果缺少就不能合成相应的激素，也就不能保证有足够的性冲动
锌	充分地摄取锌能让性能力提高，如果锌摄取不足，会使性能力衰弱。男性的前列腺中含有丰富的锌，前列腺与性激素的合成有关，它能让精子更具活力，这就是为何锌又被称为"性矿物质"的原因

有助于壮精的食谱

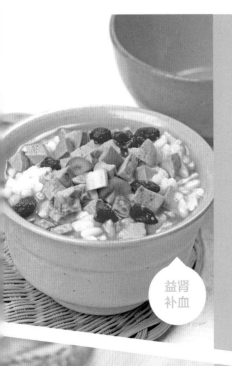

枸杞猪腰粥

材料 猪腰50克，枸杞子10克，大米100克。

调料 葱末10克，姜末、料酒各5克，盐2克，香油3克。

做法

① 猪腰切开，去净筋膜，用清水浸泡去血水，洗净，切小丁；枸杞子洗净；大米淘洗干净。

② 锅置火上，倒入适量清水烧开，放入大米小火煮至八成熟，加猪腰丁、葱末、姜末煮至米粒熟烂，加枸杞子略煮，加盐、料酒调味，淋上香油即可。

功效 此粥营养丰富，能起到益肾补血的作用。

益肾补血

韭菜炒鸡蛋

材料 韭菜150克，鸡蛋2个。

调料 盐适量。

做法

① 韭菜择洗干净，沥水，切段，放入大碗内，磕入鸡蛋液，放盐搅匀。

② 锅置火上，放油烧热，倒入韭菜鸡蛋液炒熟即可。

功效 韭菜又叫起阳草、长生韭等。韭菜不仅能增加胃肠蠕动，具有促进食欲、杀菌和降血脂的作用，还具有助性的作用。

固精壮阳

枸杞羊肾粥

材料 枸杞子20克，新鲜羊肾50克，羊肉、大米各100克。

调料 葱白10克，盐少许。

做法

❶ 新鲜羊肾剖洗干净，去内膜，切丁；羊肉洗净，切碎；枸杞子洗净。

❷ 锅内加羊肉碎、羊肾丁、葱白、大米和适量沸水一起煮开，待粥熟后，加入盐调味，稍煮即可。

功效 此粥具有补肾气、益精髓的功效，适用于肾虚劳损、腰膝酸软、足膝痿弱、消渴、尿频、肾虚阳痿、早泄遗精、遗尿等症。

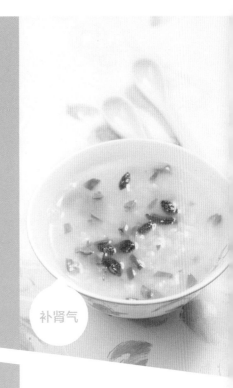

补肾气

山药胡萝卜羊肉汤

材料 羊肉200克，胡萝卜、山药各100克。

调料 盐2克，姜片、葱段、胡椒粉、料酒各适量。

做法

❶ 羊肉洗净，切块，入沸水中焯烫，捞出冲净血沫；胡萝卜洗净，切厚片；山药去皮，洗净，切段。

❷ 锅内倒油烧热，炒香姜片和葱段，放入羊肉块翻炒约5分钟。

❸ 砂锅置火上，加入炒好的羊肉块、适量清水和料酒，大火烧开后转中小火炖约2小时，加入胡萝卜片、山药段再炖20分钟，加盐、胡椒粉调味即可。

功效 此汤有补精壮阳的作用，适合备育男性食用。

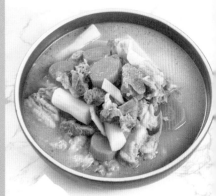

补精
壮阳

性冷淡会导致不孕不育吗?

马大夫答: 这是不争的事实,因为性生活是怀孕的首要前提。想要怀个健康的宝宝,偏偏因为性冷淡而没有性生活,因此错失怀孕机会。

性冷淡除了身体原因,心理原因也是重要因素。对女性而言,自己主动提出性要求似乎是件尴尬的事情,有时好不容易鼓起勇气提出性要求,又遭到男方残忍拒绝。对男性而言,除了面对社会的各种压力,还要肩负起家庭的责任,苦恼烦闷无处诉,甚至会出现勃起功能障碍。

想要改变这一现状,夫妻除了有深厚的感情,还要有一起面对的决心。对方不理解时,如果选择默默忍耐而不去沟通,夫妻间的距离会越来越远,就有可能出现性冷淡等各种问题。因此,为了让宝宝早日到来,夫妻双方必须营造和睦温馨的家庭氛围。

如果精囊因为年龄增长而出现老化现象,精子质量会跟着下降吗?

马大夫答: 答案是否定的。评判精子质量通常从直线移动速度和运动能力两方面来进行。对于精子而言,为了能够最终与卵子相遇并完成受精,需要具备一定的直线移动速度和运动能力,然而这两方面不会随男性年龄的增长而出现较大改变,所以精子质量不会随精囊老化而出现质量下降的情况。

研究发现,20岁男性的精子与40岁男性的精子相比,年龄增长对精囊功能的影响相对较小。

PART 4

备孕女性
要调养好病症
为好孕扫清障碍

孕前必须做一次全面体检

扫一扫，听音频

忽略孕前检查是"造娃"最大的风险

有些女性怀孕前月经很正常，平时基本没什么身体异常表现，但怀孕后会引起胎停育。从医学上讲，有很多疾病的症状是不明显的，但在怀孕后可能会影响胎宝宝的生长发育。比如有的病毒感染可能会引起胎儿畸形。因此，备孕夫妻孕前一定要做检查。健康的宝宝需要夫妻双方共同努力，我们的目标不只是怀上，更要母胎健康。

有一部分备孕夫妻因为不了解孕前检查或嫌麻烦，或者错过检查时间等原因而没有进行孕前检查，还没有确定身体状况是否适合怀孕，宝宝就悄然来临。这时也不要过分担心，因为从怀孕到分娩，准妈妈还要做大大小小的各种产检，到时千万不要再错过了。

> **阿泽妈 经验谈**
>
> ### 孕前检查挂什么科
>
> 一般只要去医院的导医台咨询一下，就可以知道挂哪一科了。有些医院还专门设立孕前检查专科门诊，专门提供孕前检查服务。也有些医院会把孕前检查设在内科，而有的医院会把孕前检查设在妇科或计划生育科。不同的医院有不同的规定，最好先到医院导医台进行详细询问再排队挂号，以免浪费精力，耽误时间。

孕前检查不能用婚前检查代替

婚前检查是指结婚前对男女双方进行常规体格检查和生殖器检查，以便发现疾病。需要注意的是，不能以为婚前检查过关就不用做孕前检查了。孕前检查基本上可以涵盖婚前检查的内容，如体格检查、妇科生殖器检查、慢性疾病检查等，而血液、染色体等可以排除女性病毒感染、男性染色体平衡异位等的检查项目，则是婚前检查中没有的。

此外，很多新婚夫妇由于各种原因，婚后并没有马上要小孩。夫妻双方在婚检时一切正常，但到妻子怀孕时往往已间隔了一段时间，此时，夫妻双方的身体状况可能已发生了变化，应到医院做孕前检查。有些孕妇查出问题时已到了妊娠晚期，保胎还是引产，往往进退两难。如能在孕前进行全面检查，就可以避免不必要的麻烦。

备孕女性孕前常规检查

检查项目	检查内容	检查目的	检查方法	检查时间
身高体重	测出具体数值，评判体重是否达标	如果体重超标或过低，最好将其调整到正常范围	用秤、标尺来测量	怀孕前1个月
血压	血压的正常数值：收缩压：90 ~ 140 毫米汞柱 舒张压：60 ~ 90 毫米汞柱	若孕前发现血压异常，及早治疗，有助于安全度过孕期	血压计	怀孕前3个月
血常规血型	白细胞、红细胞、血红蛋白、血小板、ABO血型、Rh血型等	是否患有贫血、感染等，也可预测是否会发生血型不合	静脉抽血	怀孕前3个月
尿常规	尿比重、尿蛋白、尿酮体、尿红细胞数等	有助于肾脏疾病的早期诊断，有肾脏疾病的女性需要治愈后再怀孕	尿液检查	怀孕前3个月
生殖系统	通过白带常规筛查滴虫、真菌感染等阴道炎症以及淋病、梅毒等性传播疾病，有无子宫肌瘤、卵巢囊肿、宫颈病变等	如患有性传播疾病、卵巢肿瘤及影响受孕的子宫肌瘤，要做好孕前咨询、进行必要治疗和生育指导	阴道分泌物、宫颈涂片及B超检查	怀孕前3个月
肝肾功能	包含肝肾功能、乙肝病毒、血脂等	肝肾患者怀孕后可能会加重病情，导致早产	静脉抽血	怀孕前3个月
口腔	是否有龋齿、未发育完全的智齿及其他口腔疾病	怀孕期间，原有口腔隐患易加重，会影响胎儿的健康。口腔问题要在孕前解决	口腔检查	怀孕前3个月

续表

检查项目	检查内容	检查目的	检查方法	检查时间
甲状腺检查	促甲状腺激素 TSH、游离甲状腺素 FT_4、抗甲状腺过氧化物酶自身抗体 anti-TPOAb	孕期可使甲状腺疾病加重，也会增加甲状腺疾病发生风险。而未控制的甲状腺疾病会影响胎宝宝神经和智力发育	静脉抽血	怀孕前3个月

备孕女性孕前特殊项目检查

检查项目	检查目的
乙肝病毒抗原抗体检测	乙肝病毒可以通过胎盘引起宫内感染或者通过产道引起感染，会导致宝宝出生后成为乙肝病毒携带者，做此项检测可让备孕女性提早知道自己是否携带乙肝病毒
糖尿病检测	备孕女性怀孕后，胰岛负担会加重，可能会出现严重并发症，因此要做空腹血糖检测，必要时进行包括葡萄糖耐量试验在内的检测
遗传疾病检测	为避免下一代有遗传疾病，备孕夫妻有一方有遗传病史要进行相关检测
ABO 及 Rh 溶血检查	当备孕女性有不明原因流产史或二孩妈妈的血型为 Rh 阴性，丈夫血型为 Rh 阳性，应该检测有无抗体生成
优生五项检查	检查备孕女性是否感染弓形虫、风疹病毒、巨细胞病毒、单纯疱疹病毒以及其他病毒
染色体检查	检查备孕女性是否患有染色体异位、特纳综合征等遗传疾病及不孕症

注：

1. BMI=体重（千克）÷身高的平方（米^2），BMI＜18.5 为低体重，18.5≤BMI≤23.9为正常体重，24.0≤BMI≤27.9为超重，BMI≥28.0为肥胖。

2. 有条件的话，建议备孕女性进行人体成分检测，了解自己的体脂率、肌肉重量、腰臀比、基础代谢等，以便更准确地判断自身的健康状况。

备育男性检查项目

检查项目	检查目的
血常规	了解贫血、出血性疾病等情况
血糖检查	是否患有糖尿病
血脂检查	是否患有血脂异常
肝功能	检查肝功能是否受损
肾功能	了解肾脏病变的主要部位和损伤程度
内分泌激素	检查体内性激素水平
精液	检查精液是否有活力或者是否少精、弱精等
男性泌尿生殖系统	检查是否有隐睾、睾丸外伤、睾丸疼痛肿胀、鞘膜积液、斜疝、尿道感染，是否动过手术等情况
传染病	如果未进行体格检查或婚检，最好检测梅毒、艾滋病等感染情况
全身体格	全身检查及生育能力评估

孕前检查别忘了口腔

• 雌激素会加重口腔问题

孕期，准妈妈雌激素分泌增加，免疫力降低，牙龈血管增生，血管的通透性增强，牙周组织变得更加敏感，会加重口腔问题，有些以前没有口腔问题的准妈妈也可能会患口腔疾病。

• 口腔有问题不利于胎宝宝发育

由于怕影响胎宝宝，准妈妈即使牙疼也不敢吃药，只能强忍着，心里特别烦躁，饭也不能好好吃。而准妈妈的心情、营养摄入都会影响胎宝宝的生长发育。而孕期口腔问题也有可能导致畸形儿、流产等，还会引发早产或新生儿低体重。因此，备孕女性最好在孕前解决口腔问题。

• 孕前检查避免孕期口腔疾病

孕前口腔检查主要包括对牙周病、龋齿、冠周炎、残根、残冠等的检查。最好能洗一次牙，确保牙齿的清洁，保护牙龈，避免孕期因为牙菌斑、牙结石过多而导致牙齿问题。需要注意的是，如果男性患有牙周炎，也会影响精子质量，所以备育男性也要做好口腔检查。

• 孕前必须治疗的口腔疾病

检查项目	检查目的
牙周病	孕期牙周病越严重，发生早产和新生儿低体重的概率越大。怀孕前应消除炎症，去除牙菌斑、牙结石等局部刺激因素
龋齿	怀孕会加重龋齿症状，孕前未填充龋洞可能会发展至深龋或急性牙髓炎，剧痛会令人夜不能寐。准妈妈有蛀牙，宝宝患蛀牙的可能性也很大
阻生智齿	无法萌出的智齿如果出现牙菌斑，四周的牙龈就会发炎肿胀，随时会导致冠周炎发作，甚至会出现海绵窦静脉炎，进而影响孕期健康
残根、残冠	如果孕前有残根、残冠而未及时处理，孕期就容易发炎，出现牙龈肿痛。应及早治疗残根、残冠，或拔牙或补牙，以避免孕期疼痛

高龄女性特别需要做哪些孕前检查

• 全身及妇科检查

全面了解高龄女性的既往病史，对分娩过缺陷儿者，详细了解其发生、发展及治疗过程，母体有无内外科疾病、孕期感染、不适当用药、孕期并发症、遗传因素等。全面了解高龄女性当前的健康情况，包括营养、发育及有无贫血、高血压病、肾炎、肝炎、糖尿病等。

• 对遗传性疾病的细致检查

如高龄女性曾经生产过智残婴儿，再次怀孕会有一定的再现率，如唐氏综合征，再次怀孕仍有 1%~2% 的复发率。如有以上情况，再次怀孕时一定要做进一步的检查，以利于优生，夫妻双方应做染色体检查；如怀疑会出现新生儿溶血病，应对夫妻二人进行血型分析；必要时女方应进行甲状腺功能、糖耐量试验，以排除内分泌疾患。

● 必须做卵巢功能检测

过了最佳生育年龄段后，女性卵巢功能开始衰退，会出现排卵障碍，影响正常的受孕和生育。同时，雌激素、孕激素也会减少，不足以维持良好的子宫环境，使受精卵难以着床。因此，必须做卵巢功能检测。卵巢功能检测一般是检测来月经 1~2 天内分泌的性激素，通过查这些激素可以对卵巢功能做出评定。

备二孩需要做哪些孕前检查及监控

优生五项检查

如果备孕二孩妈妈已过生育的最佳年龄，各脏器功能减弱，出现畸胎的概率要远远高于适龄准妈妈，孕前检查必不可少。

遗传病检查

对于有遗传性疾病的夫妻双方，怀二孩前的检查更是非常重要。即使大宝没有任何健康问题，但再怀孕仍然可能导致疾病的遗传。

宫颈检查

宫颈检查也是一个需要考虑的检查项目，最好将妇科内分泌全套检查及子宫检查都做了，这样才能保证二孩怀得安心、生得健康。

子宫问题的监控

高龄女性备孕二孩前一定要注意子宫检查，只有子宫健康才适合怀孕。尤其大宝是剖宫产的妈妈，二孩在孕 33 周以后，每周至少去医院产检一次，注意之前剖宫产的切口及胎宝宝的发育情况。

身体功能的监控

相对于年轻准妈妈，高龄准妈妈患妊娠高血压综合征和妊娠糖尿病的可能性更大。因此，要对身体功能问题进行严密监控，防止妊娠高血压综合征和妊娠糖尿病对孕育二孩带来的危害。

特别重要的优生五项（TORCH）检查

鉴于有些病毒会对女性和胎儿造成伤害，所以优生专家倡议女性在怀孕前做一个病毒抗体检查，也就是所谓的优生五项检查。

- 弓形虫（Toxoplasma）
- 其他病原体，如柯萨奇病毒、衣原体等（Other）
- 风疹病毒（Rubella Virus）
- 巨细胞病毒（Cytomegalo Virus）
- 单纯疱疹病毒（Herpes Simplex Virus）

扫一扫，听音频

把这5种病毒的英文名称的首字母组合起来，就是TORCH。

之所以需要特别检查TORCH这几种病毒，是因为母体感染这几种病毒后，不会表现出特别症状。一旦怀孕，这些潜伏的病毒对胎儿有极大危害：孕早期，容易造成流产和胎停育；孕晚期，容易导致流产或发育异常。

TORCH检查之所以被称为"优生五项"，说明该检查与胎儿的优劣有密切关系，因此该项检查应当安排在孕前进行。若在孕前查出问题，可以有充分的时间调整。如果怀孕后查出问题，会使自己、家人及医生处于左右为难的境地。

**马大夫
好孕叮咛**

TORCH病原体感染对胎儿的危害

◇ 弓形虫感染会引起胎儿脑内钙化、小脑积水。
◇ 柯萨奇病毒感染可致胎儿宫内感染和畸形。
◇ 衣原体感染可导致早产、围产儿死亡、婴儿猝死综合征。
◇ 风疹病毒感染会引起胎儿白内障、心脏畸形。
◇ 巨细胞病毒感染会引起胎儿小头畸形、脑内钙化。
◇ 单纯疱疹病毒感染会引起胎儿角膜结膜炎、皮肤水疱。
这些感染中，以风疹病毒感染最常见且危害最大。

早点远离月经不调

扫一扫，听音频

月经不调常见症状

1. 月经提前或推迟 7 天以上。

2. 月经周期未达 21 天或长达 37 天以上。

3. 月经周期正常，但月经量过多或月经持续时间长。

4. 月经周期正常，但月经量过少或月经持续时间短。

5. 月经来潮前或月经来潮时肋骨疼痛，小腹发胀，感觉身体忽冷忽热。

6. 经血呈紫黑色、猩红色或泔水状。

7. 血块与经血一起排出。经期中感觉恶心，并有呕吐症状。

8. 月经来潮的时间推迟，甚至不来潮。

> **马大夫 好孕叮咛**
>
> **月经规律，才能排卵**
>
> 很多女性不能顺利怀孕跟月经不调或没有月经有关。这是由于月经不调的女性想要预测排卵期相当困难，不排卵的概率也比常人高。月经不调可能由多囊卵巢综合征等常见的妇科疾病引起，这些疾病可能会造成不孕，需要检查治疗后再准备怀孕。

什么情况下必须治疗

当月经周期、持续时间、出血总量、经血颜色异于平日时，应到医院接受检查。如果因月经推迟演变成闭经而导致不孕者，需要接受较长时间的治疗。因此，在月经来潮推迟或月经连续三个周期不来潮时，应及时接受专业治疗。

上述情况一般可采用短效口服避孕药的周期治疗，也可用中药治疗。此外，还可根据患者的情况选择不同的促排卵药物，以改善卵巢的功能或代替垂体及下丘脑的部分功能。

月经不规律，不仅仅是妇科的事

许多女性发生月经不调后，只是从子宫发育不全、急慢性盆腔炎、子宫肌瘤等妇科疾病去考虑，而忽视了其他原因。殊不知，许多不良习惯也可能导致月经不调。

情绪异常

有些女性一遇事儿就胡思乱想，做决定的时候特纠结，心思重，爱生闷气。虽然自己也不想这样，可还是会过度焦虑，时常觉得压力大。
长期精神压抑、生闷气或遭受重大精神刺激和心理创伤，都可导致月经失调、痛经或闭经。这是因为卵巢分泌的激素受垂体和下丘脑的控制，情绪不稳定会影响"大姨妈"周期。所以备孕女性要尽量保持心情愉快。

起居无度

有的女性喜欢夜生活，经常半夜两三点才睡觉，一觉睡到第二天中午；或者经常出差，需要倒时差……这些不良的起居生活都会导致"大姨妈"错后甚至闭经。另外，如果经期受寒，会使盆腔内的血管过分收缩，引起月经过少甚至闭经。因此，备孕女性尤其需注意日常生活规律，避免劳累过度，经期要防寒避湿。

嗜好烟酒

香烟和酒精可以干扰与月经有关的生理过程，引起月经不调。据研究发现，每天吸烟1包以上或饮高度数白酒100毫升以上的女性，月经不调者是不吸烟喝酒女性的3倍。因此，备孕女性要戒烟戒酒。

过度节食

女性过度节食，机体能量摄入不足，造成体内大量脂肪和蛋白质被耗用，致使雌激素合成障碍，就会影响月经来潮，甚至导致经量稀少或闭经。因此，追求苗条身材的备孕女性尤其要注意，切不可盲目节食。

宝石妈 经验谈

夜猫族要注意规律作息

我是典型的夜猫族，晚上很晚才睡，并且"大姨妈"一直不规律。医生说要想怀孕，必须调好月经，建议我调整好自己的作息时间。我听从了医生的建议，每天晚上尽量做到十点半前入睡，"大姨妈"果然规律了。

肥胖和月经不调相互影响

肥胖是每一位追求苗条身材女性的心头大患，而月经不调则是影响女性生活、工作、孕育的一大元凶。二者存在一定的关系，互相影响。

月经不调导致肥胖	研究表明，女性长期月经推迟或月经量少，甚至闭经，就很容易肥胖。中医认为，月经有助于促进新陈代谢，如果月经经常紊乱，体内毒素就会越积越多，最终诱发肥胖。
肥胖影响月经	很多胖姑娘都有爱吃甜腻食品、不爱运动、进食量过大等习惯，这些习惯会导致体内脂肪堆积过多，造成脂肪代谢和糖代谢障碍，进而影响体内雌激素的分泌，导致月经不调。
肥胖与月经不调相互作用	女性肥胖的原因很大部分来自月经不调，而月经不调是由不良生活习惯导致的，不良的生活习惯引起肥胖，肥胖又引起月经不调，二者形成恶性循环，最终难以遏制。月经不调会引起和加重肥胖，而肥胖也会加剧月经不调。

因此，如果你正在备孕，又是一个胖姑娘，就要养成良好的生活习惯，少吃甜腻食物，每天坚持适量运动，把出轨的"大姨妈"找回来。

马大夫好孕叮咛

通过运动减肥预防多囊卵巢综合征

西医认为，引起不排卵的原因有很多，应找到根源，对症治疗。其中，多囊卵巢综合征被认为是不排卵的主要原因，而引发多囊卵巢综合征的首要原因是肥胖，因此，应将体重控制在正常范围内。

非病理性月经不调注意生活小细节就能调理好

1. 熬夜、过度劳累、生活不规律都会导致月经不调。只要生活规律，月经不调就有可能改善。同时要积极治疗阴道炎、盆腔炎等妇科炎症性疾病。
2. 经期不要冒雨涉水、洗冷水澡、吃冷饮等，无论何时都要避免小腹受寒。
3. 如果月经不调是由于遭受挫折、压力大而造成的，那么，必须调整好自己的心态。
4. 经期不宜长时间吹电风扇、空调纳凉，也不宜长时间坐卧在风大的地方，更不能直接坐卧在地砖地板上，以免受寒。
5. 经期不宜有性行为，否则，容易让外部细菌进入体内，引起阴道及盆腔感染。

饮食调养月经不调

1

吃一些滋阴补肾、健脾祛湿的食物，如人参、红枣、山药、薏米、山楂、鸽肉、鳖甲等，对于肝肾不足、痰湿阻滞导致的闭经性不孕症有调养作用。

2

醋、大葱、生姜、红糖等，对因贪凉受寒引起的月经不调有一定调养作用。

3

兔肉、芹菜、藕片、木耳等有凉血清热的功效，煲汤食用对于肝肾不足引起的月经不调有调养作用。

4

补充足够的铁质，以免发生缺铁性贫血。

艾灸调治月经不调

所需药材： 乳香10克，没药10克，沉香15克，丁香15克，五灵脂20克，青盐适量。

准备工作： 将上述药材共研细末，装瓶备用。

具体方法： 将脐部常规消毒，用棉布条做一个圈围在脐周，然后用上述药末填满，外盖薄生姜片，以防艾灸时烫伤皮肤。以艾炷灸之，连灸5～6次，以腹内温热舒适为度。隔天1次。

和痛经说拜拜

扫一扫，听音频

痛经是指经期前后或行经期间，下腹和腰部出现痉挛性疼痛。经常性或是日益严重的痛经会严重影响日常生活与工作。

了解痛经的类型才能对症治疗

无论是微微抽痛、闷胀痛，还是痛得直不起身而必须请假在家休养，痛经是大部分女性都曾有过的体验。痛经可分为原发性痛经和继发性痛经两类。

原因：
子宫的生理功能异常

原发性痛经　继发性痛经

原因：
子宫病变

• 原发性痛经

原发性痛经，又称为功能性痛经，在医学检查上通常不会发现有器质性疾病，也就是盆腔或子宫等生殖器官并无病理性的变化，对健康也不会造成严重危害。原发性痛经通常是子宫的生理功能异常，只要通过调理，就能快速恢复。西医认为，原发性痛经主要是由性激素变化引起的。

**马大夫
好孕叮咛**

原发性痛经常见伴随症状

1. 消化不良、食欲缺乏、腹泻、恶心、呕吐等肠胃症状。
2. 心跳加速、易受惊、脸发热、晕眩等神经性症状。
3. 头部、四肢、全身酸痛，手脚冰冷等症状。
4. 小便不畅、水肿、乳房疼痛等泌尿生殖系统症状。

·继发性痛经

继发性痛经，又称次发性痛经或再发性痛经，这是一种由于生殖器官发生器质病变而导致的痛经，最常见的就是由子宫内膜异位症、盆腔炎症或由粘连、肿瘤等引发的。这类痛经一般都在初潮来后几年才会出现症状，即原来没有痛经现象，后来才开始感觉疼痛，且痛经程度越来越严重。痛经者在月经前后出现腹痛，而且疼痛会持续几天，程度及天数都甚于原发性痛经。

继发性痛经患者应做一次详细的妇科检查，针对病因进行治疗，一旦消除了病因，痛经自然也就消失了。

有些原发性痛经由不良生活习惯导致

经期前或经期中喜食冷饮，吃生的蔬菜、寒性水果，或在来月经时受了风寒，经常熬夜致肝火旺盛，以及过度节制饮食导致肝脾两虚等，都是引发原发性痛经的主要原因。

生活调养

1. 保持身体温暖，尤其是痉挛及充血的骨盆部位。多喝热的药草茶或热柠檬汁。也可在腹部放置热敷垫或暖水袋，一次敷数分钟。
2. 温水浴时加入1杯海盐及1杯碳酸氢钠，泡20分钟，有助于松弛肌肉及缓解痛经。
3. 在月经来潮前夕，走路或做适度运动，有助于减轻经期不适。

马大夫好孕叮咛

一般的痛经不是病

痛经，由于仅在生理期来临前及生理期才会显现出症状，在不影响生命且很少迅速恶化的情况下，并没有被医学严格定义为疾病的一种。

把痛经称为"综合征"可能比较贴切，这就像女性的更年期一样，除了腹痛之外，还会在一段时间内伴随发生多种反应及病症，例如头痛、眩晕、腰酸、腹泻、倦怠、发热、情绪波动等。有的女性生娃后没有坐好月子，症状会变得更严重，不过大部分不适会随着生理期结束渐渐消除。

但是当痛经程度很剧烈，而且伴随有子宫异常时，如子宫内膜异位症、子宫肌瘤、盆腔粘连等，不但影响生活质量，还会影响生育。

1. 在月经来潮前3~5天内应进食易于消化吸收的食物，不宜吃得过饱，尤其应避免进食生冷食物，以免诱发或加重痛经。
2. 月经来潮时，更应避免一切生冷及不易消化、刺激性的食物，如辣椒、生葱、生蒜、胡椒、烈性酒等。在此期间，痛经者可适当吃些有酸味的食品，如酸菜、醋等，酸味食物有缓解疼痛的作用。
3. 痛经者无论在经前或经后，都应保持大便通畅，尽可能多吃些富含膳食纤维的食物，如芹菜、红薯等。
4. 经常食用具有理气活血作用的蔬果，如荠菜、香菜、生姜等。身体虚弱、气血不足者，宜常吃补气、补血、补肝肾的食物，如鸡肉、鸭肉、动物肝肾、鱼类、豆类等。

原发性痛经中医调理效果好

原发性痛经西医通常是给予止痛药治疗，没有更好的治疗方式。中医能够根据个人体质及症状调理气血，将子宫环境调回正常状态，达到自然止痛的效果。另外，经期配合腹部热敷、穴位按摩或适度运动，也有助于缓解痛经。

• 拔罐关元穴调养痛经

具体位置 身体前正中线上，脐下3寸。

快速取穴 仰卧姿势，除拇指外，四指并拢横放在肚脐下方，肚脐下正中线与小指交叉的地方即是关元穴。

具体方法 在关元穴部位用拔火罐吸拔至皮肤出现瘀红，一次10~20分钟，每日1次。一般3次可缓解症状，尤其在每次月经来潮前1周为最佳治疗时期。

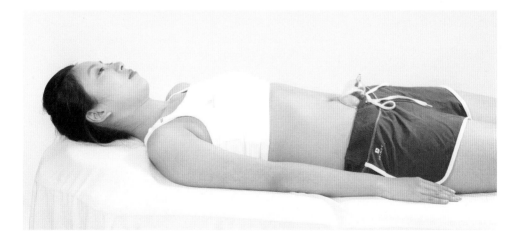

痛经到什么程度该去医院

女性应好好看待自己的生理期，当痛经有以下异常信号时就要特别注意。

疼痛加剧

观察生理期数月，当疼痛的程度、频率、天数都超过以前时，尤其伴有出血量增加时。

剧烈疼痛

已痛到发冷、颤抖或呕吐、无法起身，甚至休克，或是已经严重干扰你的日常生活及工作。

止痛药剂量增加

假如有吃止痛药的习惯，渐渐发现剂量越用越多时。

以上都是提醒你子宫可能发生变化的信号，这时最好就医检查。

"大姨妈"异常，
痛经女性好孕攻略

扫一扫，听音频

有痛经困扰的女性不仅每月承受一次难耐的折磨，还要担心它是否会影响怀孕。

了解一下"大姨妈"的痛感等级

轻度

仅仅是腹部坠胀，偶有疼痛，伴腰部酸痛。
说明你现在的痛经只是小问题，可适当饮用姜茶、红糖水、玫瑰花茶来缓解疼痛。另外，避免性生活。规律安全的性生活才能让"大姨妈"来去畅通。

中度

腹痛明显、坐卧不宁、面色苍白、影响工作和学习、需卧床休息。
内分泌系统可能出现了紊乱，有可能是你在经期不注意，经常食用冰凉的食物、常用冷水造成的。此类疼痛可适当采用温和有效的中药来调理。中医在治疗原发性痛经方面积累了丰富的经验，所以，找位老中医看看吧。

重度

腹痛难忍，冷汗淋漓，甚至必须卧床休息，必须吃止痛药才有用。
你的生理疼痛已经达到严重程度。子宫内膜异位症或者子宫腺肌症可能正在破坏你的子宫、卵巢以及盆腔组织。盆腔炎、子宫内膜炎等妇科炎症可能随时侵蚀着你的子宫或输卵管。如果你想要宝宝，就要做好治疗不孕的心理准备。

搞定"大姨妈",轻松好孕

了解了自己的痛感等级,我们就要知道自己的这个"大姨妈"是否会影响怀孕。

● 生理性痛经——不会影响怀孕

生理性痛经多是食用冷饮或贪凉等人为因素造成的疼痛,而且是有月经开始就有腹痛。一般来说,未婚女性的宫颈口比较紧,如果此时精神紧张、过度劳累或是过多食用冷饮,就会在月经时形成血块,而血块要想通过狭窄的宫颈"大门",势必迫使子宫加剧收缩,引起肌肉紧张,进而导致腹部疼痛。

宫颈管狭窄的女性结婚(有了夫妻生活)后,子宫位置可能得到一定程度的纠正,宫颈管也会变得松弛,这类痛经绝大多数能自愈,而且经调理或随年龄增长,症状会明显减轻。

● 盆腔炎——消除炎症可顺利怀孕

女性盆腔有子宫、输卵管、卵巢、盆腔腹膜等器官和组织,炎症可局限于某个部位,也可几个部位同时发病,所以慢性盆腔炎影响范围很大。月经期间因盆腔充血而诱发炎症活跃,如果炎症影响输卵管致管腔不通,影响卵巢时则可能造成不孕。

如果打算要孩子,就要在医生指导下在急性盆腔炎发作期应用抗炎药物,因为即使是同一种器官疾病引起的痛经,也有不同的病因,在用药种类、剂量上有很大差别。只有在医生指导下,根据个人病情对症用药,才能尽快消除炎症,缓解痛经并顺利怀孕。

● 子宫内膜异位症——会导致不孕

子宫内膜异位症,就是出现了"经血倒流"现象,也就是经血随异位的子宫内膜流到了盆腔,随着每次月经来潮局部形成一个包膜,包膜不断长大、破裂,长大到一定时候还会影响输卵管、卵巢等部位,导致女性不能正常受孕。

据统计,患子宫内膜异位症的女性中不孕的比例可达 50%。因此,子宫内膜异位症患者病情轻的以能够自然怀孕为最好的治疗目标,还可以进行药物及手术治疗。

"三高"患者备孕需注意什么

扫一扫，听音频

"三高"是高血压、高血糖、高血脂的简称。备孕女性若本身患有"三高"中的一种或多种疾病，备孕就需格外注意。但也不用过度担忧，只要积极治疗，在病情稳定的情况下怀孕，同时在孕期做好定期检查，怀孕不是难事。

高血压控制好就能好孕

女性平时血压在140/90毫米汞柱或以上就是患有高血压病。女性怀孕前，首先要经医生检查血压高的原因，排除由于肾脏病或内分泌疾病引起的高血压。只要没有明显血管病变的早期高血压患者，一般都允许怀孕。

● 孕前要控制好血压

孕前患有高血压的女性怀孕后易患妊娠高血压综合征，且症状严重，多见于高龄妈妈。妊娠高血压会导致蛋白尿及明显水肿，常出现一些并发症，如心力衰竭、肾衰竭等，容易导致早产、流产、胎儿发育迟缓等。所以在孕前就应将血压控制在正常范围内。备孕女性可以告诉医生自己打算怀孕，医生会将药物调整为适合孕妇使用的种类。

● 通过饮食、运动、调整心情来控制血压

在血压不是很高的情况下，注意通过低盐饮食、适量运动、调节情绪的方式来控制血压，避免过度劳累、睡眠不足。

● 慎重吃降压药

在备孕期间，若是血压控制得好，能够停服降压药，自然最好；若是必须用药，一定要听医生的建议，使用适合孕妇服用的药物。

● 定期量血压

在备孕期和孕期，要定期测量血压，若情况严重，应及时就医。保证每周至少测量血压2次。怀孕后更要注意监测血压，一般妊娠高血压综合征出现得越早，危险性越高。

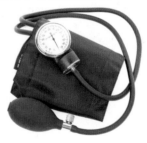

每次测血压前，先平静坐片刻，全身放松后再进行测量

糖尿病患者这样备孕

树立信心

在夫妻双方都有糖尿病的情况下，遗传率为 5%～10%。所以，即便患有糖尿病，也要有充足的信心，相信自己能生下健康宝宝。

孕前控制糖尿病

糖尿病一般在孕早期对准妈妈及胎儿影响较大，所以多数医生建议至少在糖尿病得到良好控制 3 个月之后再怀孕。同时，最好保持肾功能和血压正常。

降糖药换成胰岛素

目前常用的降糖药可通过胎盘进入胎儿体内，对胎儿影响较大，所以建议备孕女性选择胰岛素治疗。如果在口服降糖药期间意外怀孕，一定要及时更换药物，并检查胎儿是否受影响。

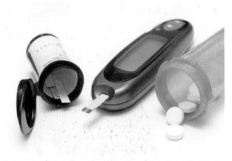

密切监测血糖。本身患有糖尿病的女性在孕期并发妊娠糖尿病的概率会增大，所以孕前或孕期都应及时监测血糖浓度，在医生的指导下服药

适当控制饮食

避免摄入过多糖分，含糖量较高的水果要慎重食用，如香蕉、荔枝、芒果等。要保证维生素、钙和铁的摄入。

血脂异常女性也能生下健康宝宝

血脂异常对怀孕的影响

患血脂异常的孕妇发生妊娠糖尿病和妊娠糖耐量降低的概率增高，且血脂异常孕妇出现羊水过多、胎儿宫内窘迫的概率也明显增大。但千万别吓唬自己，这只是说你与健康孕妇相比，某些妊娠并发症出现的可能性增大，但并不一定就会出现那么多并发症。许多患有血脂异常的女性都生下了健康的宝宝，要对白己有信心。

孕前检查做仔细

建议患有血脂异常的女性孕前做详细的检查，如肝功能、体重指数评价等，医生会根据检查结果指导患者饮食和运动。经过治疗和调理后，可在医生指导下怀孕。另外，有该病病史的女性在产检时应和医生沟通，必要时检测血脂情况。

饮食控制很关键

尽量避免高胆固醇饮食，增大运动消耗量，大多数人都能停药后再怀孕。

如果贫血，
要调养好再怀孕

扫一扫，听音频

判断贫血的标准

贫血是指全身循环血液中血红蛋白总量减少至正常值以下。一般女性的血红蛋白标准为 110～150 克／升，红细胞数为 350 万～500 万／升，低于以上指标即为贫血。对于孕妇来说，当血红蛋白在 100 克／升以下，红细胞在 300 万／升以下时，即可诊断为贫血。造成贫血的原因有缺铁、出血、溶血、造血功能障碍等。原本就贫血的女性，妊娠后贫血会加重。

贫血的症状

贫血的女性表现为面色苍白，伴有头晕、乏力、心悸、气急等症状，重度贫血时还会出现心慌、气短、呼吸困难、贫血性心脏病，甚至发生心力衰竭。

孕期贫血隐患多

孕期贫血会使准妈妈发生贫血性心脏病、产后出血、产后感染、心力衰竭等。而且胎宝宝也会发育迟缓，出现自然流产或早产等。新生儿有可能会营养不良，或患上胎源性疾病。

备孕女性在贫血得到治疗、各种指标达到或接近正常值时才可怀孕，怀孕后还要定期检查，继续防治贫血。

**马大夫
好孕叮咛**

**原本就贫血的女性，
妊娠后贫血会加重**

怀孕后准妈妈的血液要供给两个人使用，这时对血的需求量就会增大，会加重贫血。而且怀孕后，即使是正常的女性也容易出现生理性贫血，所以孕期一定要重视贫血的调理。

缺铁性贫血药补放在第一位

孕前如发现贫血症状，应到医院进行检查，确定原因和类型，有针对性地进行治疗。如果是缺铁性贫血，应该在医生的指导下补充铁剂。在口服铁剂两周后血红蛋白逐渐上升，一个月后贫血可纠正，此后，仍需服用 2～3 个月甚至更长时间，以补充体内的铁储存量。如不能耐受口服铁剂，可改用针剂注射，同时配合服用维生素 C，以利于铁的吸收。

当血红蛋白低于 60 克 / 升时，可少量多次输血或输红细胞。对于巨幼红细胞性贫血，除了补充新鲜蔬果和肝脏类食物外，还需要给予叶酸和维生素 B$_{12}$ 治疗。

不贫血时坚持食补

如果经过一段时间治疗后，血常规检查正常了，可以进行以食补铁。

1. 适量多吃含铁丰富的动物血、肝脏、肾脏，其次是瘦肉、鱼类和海鲜等。

2. 炒菜时使用铁锅，也是增加菜肴中铁含量的好方法。

3. 不要在饭后短时间内喝茶，更不要喝浓茶，因为茶叶中的鞣酸可阻碍铁的吸收。另外，牛奶及一些中和胃酸的药物会阻碍铁质的吸收，所以，尽量不要将其与含铁的食物一起食用。

马大夫好孕叮咛

红枣补铁效果并不好

红枣、菠菜、木耳等虽然含有一定的铁，但很难被人体吸收。临床上有一些平时习惯吃红枣来补铁的贫血患者，其血红素升得并不理想。一般建议贫血患者多吃点排骨、瘦肉、动物血等，每周吃1~2次猪肝，这样补铁比单纯吃红枣要好。不能说吃红枣完全不补铁，但红枣的补铁效果确实不如动物性食物的补铁效果好。

四物汤治疗贫血

四物汤是中医补血、养血的药方，由当归、川芎、白芍、熟地四味药组成。

具体方法： 取当归 10 克、川芎 8 克、白芍 12 克、熟地 12 克，用水煎成汤剂，1 日服用 3 次。早、午、晚饭后半小时服用。

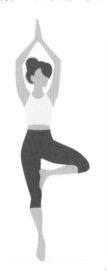

马大夫好孕叮咛

在生活细微处调理贫血也很重要

1. 保持心情舒畅，避免剧烈活动、劳累，改变体位时应缓慢进行，以免发生体位性低血压导致晕倒。

2. 不要服用对造血系统有影响的药物，如磺胺类、解热镇痛药、保泰松、抗疟药伯氨喹等，对某些抗生素的使用应严格掌握指征，防止滥用，使用过程中必须定期观察血象变化。

3. 要适当运动，可以根据兴趣选择几项健身项目，如瑜伽、散步、慢跑、游泳、跳舞、太极拳、五禽戏、健身操等，活动的强度以不感到疲劳为宜。

甲状腺疾病患者如何备孕

扫一扫，听音频

甲亢女性如何备孕

• 建议甲亢治愈后再怀孕

甲亢即甲状腺功能亢进症。甲亢患者是可以怀孕的，但在妊娠期，甲亢会增加胎儿流产、早产、生长发育迟缓的可能性，而且妊娠期治疗甲亢手段有限，还要顾忌胎儿，所以一般建议甲亢治愈后再妊娠。

如果甲亢控制不理想，用最小剂量维持时病情反复，或者甲状腺明显肿大、突眼严重，可能需要手术或放射碘治疗，具体要向医生咨询。

• 甲亢患者饮食建议

甲亢是一种高代谢性疾病，甲亢患者对能量和营养物质的需要都高于正常人。甲亢女性应补充足够的能量，以防体重下降，每日能量摄入应比正常女性高15% ~ 50%，可达到 2070 ~ 2700 千卡。

推荐备孕女性采用少量多餐的方式，更有利于营养的摄入和吸收，让营养更充足。采用每天 5 ~ 6 餐，每餐都给予一定比例的蛋白质、脂肪、碳水化合物，并搭配新鲜的蔬果。对于一些刺激性强的浓茶、咖啡、烟酒应禁用。

任何人都离不开碘，甲亢女性也离不开碘。加碘盐内含碘量是基本需要量，加上饮食碘，一般不会超量，不会对妊娠造成损害，而胎儿碘营养不足所造成的不良影响是不可逆的。但含碘量极高的食物如海带、紫菜等应限制食用。

• 甲亢患者日常要注意眼睛护理

1. 首先要避免用眼过度。出门最好佩戴墨镜，避免眼睛受到强光刺激和灰尘侵害。

2. 睡觉时垫高头部，以便减轻眼部肿胀，如果眼睛闭合不全，睡觉时建议使用眼罩。

3. 如果眼睛有异物感、感觉不适，不能用手直接揉眼，可以做转动眼球等运动。

4. 饮食要限制钠盐的摄入，以减轻突眼症。

甲减女性如何备孕

● 什么情况要怀疑甲减

甲减即甲状腺功能减退症。甲减的症状主要以代谢率减低和交感神经兴奋性下降为主，病情较为隐匿。典型表现为畏寒、乏力、嗜睡、记忆力减退、少汗、体重增加、便秘，还有月经紊乱或者月经过多、不孕；体征上最先出现颈粗、甲状腺肿大，还有皮肤干燥、头发干枯和脱发、面部眼睑水肿等。有以上这些表现，请尽快去内分泌科检查。

● 甲减患者病情稳定再怀孕

临床上，甲减女性计划怀孕需要在医生指导下采用优甲乐或雷替斯治疗，将甲状腺激素水平恢复至正常。雷替斯、优甲乐与甲状腺分泌的甲状腺素是类似的，所以备孕期和孕期可以放心服用。但是需要注意，应空腹服用，与其他药品或者补充剂间隔服用，定期复查甲状腺功能，由医生调整剂量维持 TSH 达标后再准备怀孕。

● 甲减患者饮食建议

甲减女性进行饮食调整，目的是补充一定量的碘，保证蛋白质的供给，改善和纠正甲状腺功能。日常在补充碘盐的同时，每周应摄入含碘高的食物 1 ~ 2 次，如海带、紫菜等。甲减女性体内白蛋白浓度会降低，每天应摄入蛋白质不低于 100 克，以优质蛋白质为主，可摄入鱼肉、牛肉、大豆及其制品、牛奶等。甲减女性常常伴有血脂异常，应适当限制脂肪摄入，每日脂肪供能在 25% 以下，并限制富含胆固醇的食物。需要注意，某些蔬菜有促甲状腺肿大的作用，如卷心菜、白菜、油菜等，日常应尽量避免食用。

> **马大夫 好孕叮咛**
>
> **调适心情有助病情恢复**
>
> 甲状腺疾病与个人情绪、性格有很大关系。性格急躁、情感丰富敏感、情绪不稳定的人，患甲亢的概率比较大，一般甲亢患者发病前都会有生气、精神压力大的经历。长期心情抑郁、小心眼儿的人也是甲状腺疾病的高发人群。
>
> 因此，甲状腺疾病患者应注意调整自己的心情，保持良好而平稳的情绪状态，尤其应该避免不良的精神刺激，以免加重病情。平时可适量多吃一些缓解压力的食物，做一些调节心情的运动，或者做一些能让自己专注或喜欢的事情等。

系统性红斑狼疮患者应做好计划妊娠

扫一扫，听音频

系统性红斑狼疮是一种自身免疫性疾病，好发于生育年龄（20 ～ 40 岁）女性，而疾病本身不会降低患者的生育能力。系统性红斑狼疮的外在表现多种多样，大多数女性有发热、皮疹、口腔溃疡、脱发、关节痛、手指遇冷变颜色等症状，往往导致多脏器受累，所以需要系统治疗。

近十多年，由于免疫抑制剂联合使用，使系统性红斑狼疮的疗效大大提高，预后改善。患者想生育也不是一个难题。系统性红斑狼疮发病是综合各种因素的结果，受遗传、环境、感染、内分泌和自身免疫等因素影响。这种病虽然有遗传易感因素，但不是遗传病。虽有新生儿红斑狼疮的发生，但大多数患者的宝宝是健康的。

系统性红斑狼疮的妊娠期风险

其实，系统性红斑狼疮本身不会对生育能力有影响，但用于控制疾病的某些药物可能会降低生育能力或使胎儿有致畸的风险。此外，妊娠会使本身的疾病加重，甚至危及母胎生命。因此，患有系统性红斑狼疮的女性需要谨慎考虑怀孕这件事。

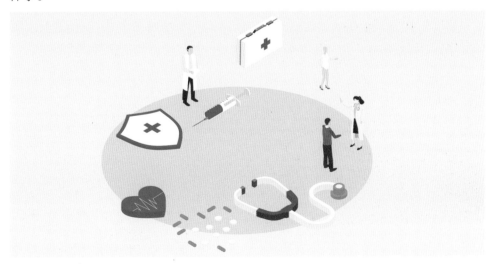

做好计划妊娠

妊娠会导致病情加重，甚至危及母胎生命。因此患者应在风湿免疫科、产科和生殖科医生保驾护航的基础上进行备孕怀孕。一般来说，患者达到以下条件可以考虑妊娠。

3 24 小时尿蛋白定量＜ 500 毫克。

4 停用免疫抑制剂，如甲氨蝶呤、环磷酰胺、霉酚酸酯、来氟米特、雷公藤等。

1 经正规治疗，病情缓解至少半年以上，无重要器官受损。

2 泼尼松使用＜ 15 毫克 / 天。

注：如果出现严重的重要器官受累、妊娠期并发症等情形，是绝对禁止继续怀孕的，若铤而走险，最终可能危及母胎生命。

孕检不容忽视

建议在孕 28 周前每 4 周随诊 1 次，孕 28 周后每 2 周随诊 1 次。因为疾病活动度能影响妊娠结局，至少每 3 个月到风湿免疫科门诊进行疾病活动度的评估。

马大夫好孕叮咛

孕期，孕妈妈应保持愉悦的心情、避免劳累、外出注意防晒，平时居家需要测血糖、血压，谨遵医嘱，切勿自行调整控制病情的药物。若出现皮疹、关节肿痛、脱发、泡沫尿等异常表现，应及时就诊。

流产后再当妈也不难

扫一扫，听音频

流产后只要子宫恢复得好，宫腔内没有残留、没有感染，一般不会影响以后的生育。但如果是反复性自然流产，一定要查清楚流产的原因；多次人工流产，不孕的风险可能会加大。流产后要保持心情舒畅，注意休息，如果打算再怀孕，可以先到医院进行孕前检查。

大部分孕早期流产要顺其自然

出现孕早期流产征兆，很多准妈妈会保胎，其实大部分孕早期流产没必要保胎。在孕早期发生的流产，绝大多数都是因为受精卵本身有问题，所以一旦出现，准妈妈们也不必太慌张。质量好、着床好的受精卵，就算百般不顺，也依然会继续发育成长；质量不好、有缺陷的受精卵，自然而然会被淘汰，即使保胎管用，等到出生时是个不健康的宝宝怎么办？所以，要顺其自然。

对于先兆流产，虽然发生的概率高达 30% ~ 40%，但大部分准妈妈经过适当调理就能好起来。黄体酮等保胎药虽然有作用，更大的作用却是充当了准妈妈的心理安慰剂。

频繁流产必须查明原因再备孕

如果女性出现 2 次及以上的早期流产，需要提高警惕，最好送流产的胚胎组织做一个染色体检查，了解胚胎的情况，如果结果显示是染色体异常的胚胎，那么自然流产就是一个自然淘汰过程。

频繁流产又被称为习惯性流产，往往是因为女方和男方自身的一些问题引发的，此时需要到医院查出导致流产的原因。从遗传因素考虑，主要是男方精子、双方的染色体、女方卵子及内分泌激素等出现了问题；要查 ABO 血型、妇科疾病、营养代谢问题、内分泌疾病、

马大夫好孕叮咛

自然流产后再孕时间分情况

对自然流产后，子宫内膜剥落得比较干净，不需要做清宫手术的女性来说，不会造成子宫损伤，子宫会很快复原，一般2个月以后即可再怀孕。但是，如果进行了损伤性的清宫手术，需要休养半年以上再怀孕。具体再孕时间要听从医生的建议。

自身免疫性疾病；还要看看有没有病毒感染，如进行 TORCH 检查等。要多方面找原因，把可能的因素排除后再怀孕。但医学是有局限性的，只有不到一半的夫妇能够检查出反复自然流产的原因。

早产 1 年后再考虑怀孕

只要一怀孕，就开始进入妊娠过程，身体各器官都会为适应怀孕而发生相应的变化，如子宫逐渐增大变薄、卵巢增大、停止排卵、乳房增大、心排血量增加、血压发生变化、循环血容量增加、心肺负担加重但功能增强、内分泌发生变化等。早产后，身体需要调整一段时间才可能完全恢复，而有些器官的恢复可能需要更长时间。因此，早产后最好在 1 年后再考虑怀孕。

再怀孕的时间不是越长越好

研究调查表明，自然流产后等待再次怀孕的时间会影响女性的心理状况，如果自然流产后等待 8 个月没有怀孕，备孕的信心会减退。自然流产后 3 个月内再次怀孕，流产的发生率为 16%~20%。与间隔 3 个月以上再次怀孕的女性相比，流产的发生率并没有明显增加。

可见，自然流产后经过适当时间的调养后再次怀孕，对女性的心理健康有益，可以增强怀孕的信心，缩短自然流产带来的伤痛，减少流产抑郁症的发生。

马大夫好孕叮咛

胎停育后，再备孕需做检查

胎停育后，首先做的是清宫，然后调养身体，最好3个月以后再考虑怀孕。为了孕育健康的宝宝，胎停育后有必要做一些检查，确定身体的状况。如果是胚胎染色体有问题，就做正常的孕前检查即可。具体的检查项目需要根据个人情况而定，一次胎停育不增加以后胎停育的风险，但随着年龄增大，这种风险会越来越高，还是应该考虑跟时间赛跑，尽早准备再要宝宝。

面对习惯性流产要有信心

面对习惯性流产，如果还想要宝宝，首先需要做的就是去医院查明原因，对症治疗。最好不要等到怀孕后才开始保胎。流产后要注意合理的饮食、充足的休息、稳定的情绪、良好的卫生、适当的运动，坚信自己一定能怀得上、生得下。

坐个"小月子"，为再孕做好身体准备

女性流产后需要坐个"小月子"，即调养身体 1 个月，使身体功能尽快恢复正常，为再次怀孕做好充分的身体准备。

生活调养

1. 保证充足的睡眠，尤其在术后2～3天内，应该卧床休息。
2. 术后15天内尽量避免从事过重的体力劳动，避免剧烈运动。
3. 每天早餐后为最佳排便时间，养成定时排便的习惯，排便时切忌用力。
4. 切忌触碰冷水，加强个人卫生，保持会阴清洁，禁止盆浴。
5. 注意稳定情绪，避免恼怒、担忧或受到惊吓。
6. 丈夫应多安抚妻子，在短期内不要有性生活。

饮食调养

1. 多吃维生素、蛋白质含量较高的食物。
2. 多吃含可溶性膳食纤维的食物，如香蕉、小白菜、西蓝花等，可调理便秘。
3. 不喝冷饮，不吃生冷食物。
4. 肠胃虚寒者慎吃性味寒凉的食物，如绿豆、生萝卜等；体质阴虚火旺者要避免食用公鸡肉、榴莲、桂圆等易使人上火的食物。

虽然流产对女性的身体和心理都会有一定伤害，但只要做好术后保养和调理工作，保持心情放松，避免紧张、焦虑情绪的影响，再要个宝宝也不难。

流产后要疏通乳腺经络

女性怀孕后，乳腺管开始发育，乳房会增大。流产后刚刚发育的乳腺停止生长，腺泡逐渐消失，乳腺复原。有些女性会感觉乳胀，有触痛感、灼热感，少数人还有乳汁分泌。通常，女性流产后，乳腺复原并不完全，容易诱发乳腺小叶增生，造成乳腺肿块及乳房疼痛。

如果在第一时间疏通经络，就可使突然停滞下来的气血运行起来。

马大夫 好孕叮咛

流产后乳房护理

1. 适当按摩乳房，可以避免出现乳腺肿块及乳房疼痛。
2. 保持乳房清洁卫生，每天擦洗乳头、乳房，以免患乳腺炎。

流产后多久可以同房

流产后，宫颈的黏液栓还未形成，不能阻止细菌入侵。另外，流产后子宫内膜有创伤，一旦感染，容易引起子宫内膜炎、输卵管炎等，从而造成不孕。因此，自然流产或人工流产，至少要 1 个月后才能同房。待第一次月经干净后应复查身体的恢复情况，最好身体恢复良好后再同房。

保持好心情，有利于再孕

不少女性对流产缺乏科学的认识，流产后情绪消沉，有些女性还为以后会再次发生流产而忧心忡忡。这种顾虑可以打消，因为绝大多数自然流产都是偶然的，并且自然流产的胎宝宝 70% 左右都是异常的病态胚胎，主要是染色体异常所致，很难发育为成熟胎宝宝。自然流产可以被认为是一种有利于优生的自然淘汰。愉快的情绪会加快流产后身体的康复，有助于再次怀孕。

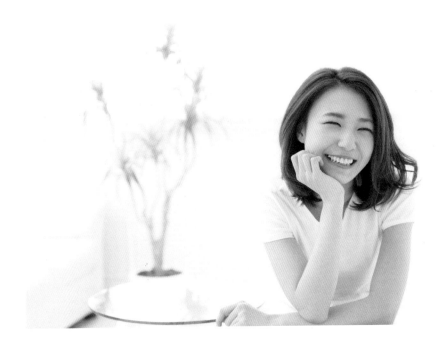

有过宫外孕史，这样备孕

扫一扫，听音频

正常情况下，受精卵会由输卵管迁移到子宫腔，然后"安家落户"，慢慢发育成胎儿。但是受精卵在迁移过程中出现意外，没有到达子宫，而是在别的地方停留下来，这就成了宫外孕，医学术语又叫异位妊娠。90% 以上的宫外孕发生在输卵管。这样的受精卵不但不能发育成正常胎儿，还可能引发危险。

宫外孕常见症状

如果有以下症状，可能就是宫外孕。

1. 下腹坠痛，有排便感，有时剧痛，伴有冷汗。经常会突然感到一侧下腹撕裂般疼痛。

2. 出现短期停经及妊娠表现，如恶心、呕吐等，阴道会有少量出血。

3. 由于腹腔内急性出血，可引起血容量减少及剧烈腹痛，轻者发生晕厥、面色苍白、血压下降，重者出现休克。

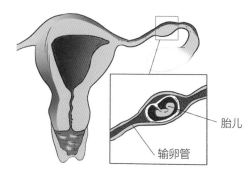

胎儿

输卵管

宫外孕示意图

宫外孕给女性的身体健康带来的危害很大。如果刚怀孕，有阴道不规则出血且伴有腹痛现象时，应立即去医院检查，以减少或防止腹腔出血，避免因出血过多而发生严重后果。如果疏忽大意，可能会导致严重大出血，甚至有切除子宫的危险。

这些原因可引起宫外孕

反复人流、慢性盆腔炎、输卵管炎症、输卵管发育异常或进行过输卵管手术、盆腔子宫内膜异位症或宫内有节育器的女性都有可能发生宫外孕。排除一些不可抗力因素，平时要保护好自己，避免不洁性生活；不想怀孕时要采取有效避孕措施，避免频繁人工流产。

术后半年内避孕并常复查

宫外孕后还能不能怀孕要结合自身的情况而定，处理得当可以再次怀孕。

宫外孕术后半年之内要避孕，让身体逐渐恢复，同时要经过检查，确定是否具备正常怀孕的条件。建议做输卵管造影等相关检查，确诊输卵管是否畅通，排除盆腔炎、腹膜炎等妇科炎症。

再次怀孕后，正常怀孕的概率很高，但10%的女性会再次发生宫外孕。因此，有过宫外孕史的女性如果再次妊娠，最好在怀孕50天后做一次B超检查，根据孕囊及胎儿心脏搏动所处的位置，可以判断是宫内妊娠还是宫外孕，以便在早期消除隐患。

注意调养，增强抵抗力

宫外孕治愈后一般不影响卵巢功能。发生过宫外孕的女性与无宫外孕的女性备孕时生活及饮食上的要求是一样的。

生活调养

1. 注意个人卫生，特别是在经期要注意防止生殖系统感染，以免发生炎症而引起宫外孕。每周用洁阴用品冲洗阴道一次以上的女性容易增加盆腔感染的可能性，有宫外孕的危险。正确的做法是每天用干净的温水清洗外阴部。每天更换内裤，保证阴部清洁与干燥。
2. 劳逸结合，勿做重体力劳动，尽量减少腹压，便秘者可用轻泻剂。
3. 尽量少去公共场所，注意保暖，预防感冒。
4. 适量运动，增强抵抗力。

饮食调养

1. 保证膳食平衡，满足身体正常的消耗需求。
2. 注意进食含优质蛋白质、高膳食纤维、易消化的食物，可多吃些鸡肉、猪瘦肉、蛋类、奶类、豆类及豆制品等。
3. 多吃新鲜的蔬果，满足身体对维生素的需求。
4. 戒烟酒、辛辣刺激性食物，以免伤阴耗液而影响身体健康。

超重、肥胖、低体重都不利于受孕

扫一扫，听音频

评估下自己的体重

当人体进食热量多于消耗热量时，多余热量以脂肪形式储存于体内，其量超过正常生理需要量，且达一定值时便演变为肥胖症。正常成年男性脂肪组织重量占体重的 15% ~ 18%，女性占 20% ~ 25%。随年龄增长，体脂所占比例相应增加。

• 体重指数法

BMI（身体质量指数）= 体重（千克）÷ 身高的平方（米²）

等级	BMI 值	等级	BMI 值
低体重	BMI<18.5	超重	24 ≤ BMI ≤ 27.9
健康体重	18.5 ≤ BMI ≤ 23.9	肥胖	BMI ≥ 28

饮食、运动双管齐下，科学减重

• 控制主食摄入量

有人认为控制主食就是不吃主食，这种观点是不可取的。碳水化合物是人体代谢不可或缺的物质，而主食正是碳水化合物的主要来源之一。

控制主食，是指原来食量较大的人，需要减少主食的量，同时相应增加等量的副食摄入量。可以采用递减式的方法减少主食的量，如先从每天减少 50 克做起。

• 饮食低脂低钠、少油少糖

饮食不要太油腻、太咸，也不要吃过多的动物性食物和油炸、烟熏食物。特别要注意油脂、钠盐的摄入量。油脂摄入过多，最直接的后果就是引发肥胖，而钠盐摄取过多，容易引发高血压和水肿，对身体健康以及减轻体重都是极为不利的。少吃或不吃含淀粉过多和极甜的食物，如果酱、蜂蜜、糖果、蜜饯、果汁等。副食可选择富含蛋白质的瘦肉、鱼、蛋、豆制品和含糖量少的蔬果。

- **保证膳食纤维的摄入**

膳食纤维能使人产生饱腹感，还能促进肠胃蠕动，预防和缓解便秘。因此，肥胖的备孕女性每天要保证摄取 25 ~ 30 克膳食纤维。新鲜蔬果都富含膳食纤维，备孕女性可根据自己的体质适当选择。

- **饭后运动甩脂肪**

无论吃什么，采用什么方法减肥，饭后半小时适量运动都是对的。

喜静不喜动的人群

散步

可以选择散步，虽然想靠它来减肥是不现实的，但是起码有助于消化。

不常运动的人群

慢跑

慢跑运动时间最好持续到1小时，不能间断，10分钟或20分钟的运动是不会消耗脂肪的，所以最起码也要半小时。

喜爱运动的人群

减肥操

各种减肥操，需要用30~60分钟的时间，就怕你懒得动，你可以每天坚持吗？

注意事项： 做完动作后，平躺一会儿，放松腹部。

低体重女性科学增重策略

备孕女性的体重指数如果偏低，容易影响生育能力，还会增加流产率。因此，低体重的备孕女性可以通过适当增加食物量和规律运动来增加体重，每天可有 1 ~ 2 次的加餐，如每天增加牛奶 200 毫升，或粮谷类或畜肉类 50 克，或蛋类或鱼类 75 克。

孕前接种好疫苗，
可预防孕期感染疾病

扫一扫，听音频

目前我国还没有专门为女性设计的怀孕免疫计划，针对某些传染性疾病，专家建议备孕女性应提前接种疫苗，以防孕期感染某些疾病，对胎宝宝产生不利影响。

孕前疫苗接种表

疫苗	接种原因	接种时间	免疫效果	备注
风疹疫苗	孕期感染风疹病毒，容易在孕早期发生先兆流产、胎死宫内等严重后果，也可能会导致胎宝宝出生后先天性畸形或先天性耳聋	孕前 3 个月或更早	疫苗注射有效率约为 90%，终身免疫	注射前先抽血检验自己是否有抗体，有则不用注射
流感疫苗	孕期感染流感病毒，容易导致准妈妈抵抗力低下	孕前 3 个月	1 年左右	如果对鸡蛋过敏，不宜注射
乙肝疫苗	乙肝病毒能通过胎盘屏障直接传染给胎宝宝，还可使胎宝宝发育畸形	孕前 9 个月开始。需注射 3 次，从第 1 针算起，在此后 1 个月时注射第 2 针，6 个月时注射第 3 针	免疫力可达 95%，免疫有效期在 7 年以上	先做"乙肝五项"检查，若无抗体则需注射 3 针
甲肝疫苗	肝脏在孕期负担加重，抵抗病毒的能力减弱，极易被感染；经常出差或经常在外面就餐的女性，更应该在孕前注射疫苗	孕前 3 个月	免疫时效可达 20 ~ 30 年	备孕期间尽量减少在外用餐
水痘疫苗	孕早期感染水痘，可致胎宝宝得先天性水痘或新生儿水痘；孕晚期感染水痘，可能导致准妈妈患严重肺炎	孕前 3 ~ 6 个月	终身免疫	先查一下自己是否有抗体，有则不用注射

马大夫
问诊室

只要妇科有毛病，想怀孕是不是就很难？

马大夫答： 几乎所有的妇科疾病都是可以检查出来的，只要做好孕前检查，就能预先知道这些疾病，进而制订治疗方案，一般不会影响怀孕。

①阴道炎症最好在孕前治好。阴道炎会导致阴道分泌物增多，影响精子在阴道内的穿行。真菌性阴道炎在怀孕后可能加重。如果是顺产，部分新生儿可能会出现鹅口疮或红臀。为了宝宝的健康，有阴道炎的女性还是治愈后再怀孕比较好。

②轻度宫颈炎一般不会影响受孕，但如果炎症较重，影响了宫颈功能，就会对怀孕造成影响。如阴道分泌物增多，白带黏稠，有时候呈脓性，使阴道内环境改变，不利于精子通过子宫颈管。这时就需要治疗后再怀孕。

③子宫肌瘤酌情处理。根据肌瘤生长位置分为黏膜下肌瘤、浆膜下肌瘤、肌壁间肌瘤。小的浆膜下肌瘤对于受孕的影响比较小。黏膜下肌瘤会造成经期延长和经量增多，容易造成不孕或流产。肌壁间肌瘤如果肌瘤直径在3厘米以内，一般不影响受孕；如果肌瘤增大，会影响受精卵的着床和胚胎发育。

胖点好生养吗？

马大夫答： 对于备孕女性来说，不能太瘦也不能太胖，在标准范围内（即BMI为18.5～23.9）最好。肥胖对生育功能的影响主要表现为卵泡发育异常、排卵障碍等，这些改变会影响月经周期及生育。肥胖还会使激素分泌减少，进而引起血液中激素水平低下，表现为性欲低下。此外，肥胖准妈妈流产率为8.7%，而体重正常的准妈妈流产率为2.1%；肥胖准妈妈难产的概率也会大大增加。因此，肥胖的女性最好减重后再怀孕。

PART 5

备育男性
必须知道的
优生知识

为好孕修炼不光是女人的事儿

扫一扫，听音频

体重超标必须减肥

研究显示，肥胖男性的劣质精子更多，生殖能力更差。当然体重过轻对备孕备育也有不利影响。所以，备育男性一定要将体重控制在合理范围内，才能产生高质量的精子。

运动有助于减肥，能增强男性体内雄激素、睾酮含量，增强性欲和精子活力，增加精子数量。跳绳、游泳、打乒乓球等都是不错的运动选择。

孕前 3 个月戒烟酒

长期吸烟喝酒会对精子的质量产生不利影响，增加畸形精子的比例。众多研究表明，低体重儿、流产与酗酒、吸烟有关。为了拥有健康的宝宝，备育男性最好在孕前 3 个月开始戒烟酒。

孕前 3 个月开始停止服用某些药物

"是药三分毒"，备育男性用药不慎，会影响精子的质量，从而不利于胎宝宝的生长，甚至会引起流产。男性的精子生成周期为 80 ~ 90 天，所以，为了拥有一个健康的宝宝，下面这些药，备育男性从孕前 3 个月就要开始慎用或停止服用。

药物类型	具体药物
激素类药物	雄激素、氯米芬以及泼尼松、地塞米松等糖皮质激素
降压药	胍乙啶等
心血管药物	美卡拉明、哌唑嗪、肼屈嗪、甲基多巴、可乐定、洋地黄等
利尿药物	安体舒、双氢克尿噻、呋塞米、丁尿酸等
中草药	雷公藤等

备育男性的心理准备必不可少

扫一扫，听音频

怀孕会影响正常的性生活

怀孕必然会对夫妻的性生活产生一定影响，尤其是孕早期和预产期前一个月这两个阶段，为了避免发生意外，最好不要有性生活。

从受孕到妊娠的最初3个月是胚胎发育的初始阶段，胎盘尚未形成，附着在母体子宫内并不牢靠，一不小心就容易流产。所以，在此阶段，要尽量控制或禁止性生活，尤其是婚后多年不孕和曾经有过自然流产史的女性。

怀孕中期虽然可以过性生活，但还是应该减少次数并降低强度。

怀孕后期，准妈妈体形比较大，要避免撞击膨大的腹部，准妈妈的外阴、阴道容易受伤，动作应轻柔些。预产期前1个月，子宫对外界的刺激比较敏感，性生活容易导致流产、早产和感染，应禁止性生活。

开始承担起家务活

怀孕后，准妈妈在做家务方面就不能以孕前的标准来要求自己了，尤其到了孕中晚期，行动很不方便，做一点平时看起来很容易的事情也会力不从心，甚至容易影响胎儿的生长发育或有流产的危险。所以，家里如果没有其他人帮忙，准爸爸就要承担起大部分的家务活儿了。

家庭的责任更重

多了一个小宝宝，爸爸妈妈将会承担更多的责任和义务。宝宝的降临意味着目前生活方式的转变，在带来喜悦的同时也会增加很多责任，爸爸妈妈在宝宝的喂养、教育、健康、安全等方面都需要付出很多的时间和心血。或许爸爸妈妈要因此失去很多自由，有时还会因此影响事业的发展。备育男性都要有所准备。

禁欲时间太短或太长都可能影响精子的质量

扫一扫，听音频

禁欲太久会影响后代的质量

超过1周没有性生活，就算禁欲时间长了。禁欲的时间越长，贮存在体内的精子就越多，但精子会不断衰老、丧失活力。保持适当的排精次数，有利于衰老精子的解体和新精子的成熟之间保持动态平衡，维持一定的储备量。如果长时间无性生活，精子会失去受精能力。

两地分居的夫妻重逢后最初几次排出的精液，老化的精子比较多，即使在夫妻同房后卵子受精，也容易发生胎宝宝智力低下、畸形甚至流产。

禁欲多长时间再同房有助于优生

研究发现，禁欲24小时就能使精子储备迅速恢复。但生殖能力有问题的男性有必要在计划受孕日前禁欲3～5天，届时再采取隔日同房1次的办法，这样比每天1次更能增加女方受孕的机会。

孕前3个月调整性生活频率

睾丸每天生成的精子数量虽然多，但是一次射精后，精子要经过将近1周的时间才能成熟。因此在孕前3个月的这段时间，建议每周最好进行2次性生活。

> **马大夫好孕叮咛**
>
> **掌握好夫妻生活的度**
>
> 年轻的新婚夫妇，性生活会更频繁，有的每晚1～2次且持续1～3个月。年轻人在新婚期内房事多一些是可以理解的，但是也不能提倡这种"狂轰滥炸"的方式。纵欲过度容易导致不射精、性欲减退或者阳痿，从而影响夫妻关系。因此想要和谐的性生活，必须把握好度。

备育男性尽量远离影响优生的职业

扫一扫，听音频

停止高强度的工作

很多男性的工作强度高、节奏快、压力大，从而导致身体健康状况不佳，生育情况也受到了一定的影响。而长时间熬夜加班，作息不规律，也会导致夫妻性生活不和谐。为了下一代的健康，从事高强度工作的男性在备孕期要及时做出调整。如果男性的工作平时需要出差，在备孕期最好和领导、同事沟通好，调整出差的计划。同时，备孕的这段时间，从事高强度工作的男性可以找一些生活或者工作上的乐趣，保持愉快的心情。

备育男性的职业对优生的影响

科学研究发现，男性在接触某些农药后，可使精子细胞内的脱氧核糖核酸（DNA）发生微妙变化，其妻子怀孕后的流产现象比一般人多，并有可能导致后代精神异常。

•备育男性不宜接触以下行业

行业类型	对生育的影响
接触重金属铅、汞等的工作	影响精子的生成过程
接触氨甲喋呤、氯丙烷、氯乙烯等的工作	可以影响精原细胞
接触化学药品的工作，如接触雌激素、氯丙嗪等	影响精子的生存能力，并使畸形精子的数目大大增加
接触电离辐射的工作	性腺对电离辐射极为敏感，辐射可导致精子缺乏；胚胎和胎儿受到辐射后，会引起胎儿生长迟缓、小头畸形，并伴有智力障碍

备育男性要纠正
影响优生的生活习惯

扫一扫，听音频

备育男性不要使用电热毯

精子对高温环境非常敏感。一般条件下，阴囊温度应比体温低 0.5～1℃，也就是 35.5～36℃（正常体温为 36.5℃），位于阴囊中的睾丸和附睾的温度也要低于体温，这是保证精子生成和成熟的重要条件之一。

男性如果常用电热毯，处于高温环境中，可能使阴囊、睾丸和附睾的温度升高，从而影响精子的生成和成熟。因此，准备生育的男性不宜长期使用电热毯。

如果需要使用电热毯，还要注意以下问题：

1. 最好在睡前通电加热，入睡时即关上电源，不要通宵使用；

2. 常用电热毯的人要多喝水；

3. 在电热毯上铺上一层毛毯或被单，不要使之与人体直接接触。

减少应酬

很多男性加班、应酬成了家常便饭，更不容易做到饮食均衡，抽烟、喝酒的次数也不免多了起来。可是，男性毕竟贡献着一半的 DNA，肩负着优生优育的责任。因此，备育期间，平时忙于应酬的男性就要减少应酬了。

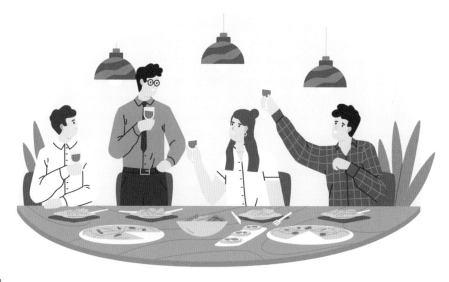

如果要在外面吃饭，就需要注意营养搭配和卫生情况。餐馆的饭菜通常油、盐、糖等比较多，高热量、高脂肪、高蛋白。有研究发现，常吃烤肉、香肠等肥腻食物，会影响男性的生殖能力。

备育男性经常趴着睡不利于生育

• 趴着睡容易导致频繁遗精

趴着睡觉时，会压迫阴囊，阴囊受到压迫后会刺激阴茎，进而导致遗精的频率大幅增加。年轻人的阴茎本来就对外界的刺激比较敏感，更容易造成遗精。

频繁遗精会对身体造成伤害，比如头昏脑涨、腰酸背痛、浑身无力、注意力不集中等。

• 经常趴着睡等于给阴囊加温

精子对阴囊的温度有所要求，需要阴囊保持常温，它才肯"出来"。趴着睡觉时，阴囊在一个温度较高的环境下，会对精子的生成造成不良影响。精子稀少也会影响受孕。

备育男性长时间侧睡可能使精索打结

长时间侧睡可能会造成另外一种伤害——睾丸扭转，这种扭转并不是说整个睾丸扭转，而是睾丸上面的精索发生扭转。

精索就像绳索一样，侧睡时容易发生扭转和"打结"，其中打结会造成严重的后果。精索是睾丸的一条重要通道，为睾丸提供营养和运输代谢物的血管都需要从中通过。精索出现打结就像交通堵塞了一样，没有营养供给的睾丸在 12 小时以后就有缺血、坏死的危险。因此，备育男性不宜长时间侧睡。

马大夫
好孕叮咛

仰卧睡姿最适宜

男性最好采取仰卧的睡姿，备孕期间更是如此。仰卧的时候最好能将双腿自然分开，既可以避免发生精索扭转，让阴囊和阴茎拥有充分的活动空间，又能有效散热，促进生殖器官的血液循环，对生殖系统健康、性功能都有好处。

备育男性应及时调理
影响"造娃"的这些病症

扫一扫，听音频

睾丸受伤的处理方法

睾丸损伤的治疗可以分为一般治疗和手术治疗。睾丸损伤不严重的患者可以采取纠正休克、镇静止痛、应用抗生素预防感染的一般治疗方法。睾丸损伤严重的患者在无法修复时，就要进行睾丸切除术了，但应该尽量保留一部分白膜，这样还能保留部分内分泌功能。

睾丸炎症，损害男性生育能力

一般来说，睾丸炎症是由细菌与病毒引起的。睾丸炎分为慢性和急性两种。急性睾丸炎多发于中青年和儿童。慢性睾丸炎可由急性睾丸炎迁徙而来，也可无急性期，因长期轻度感染而形成，临床表现为局部不适，附睾呈均匀轻度增大，发硬与皮肤不粘连，输精管正常或稍发硬。发现本病后要进行及时、系统、有效的治疗，防止引发睾丸损伤。

马大夫
好孕叮咛

睾丸受伤不严重或仅单侧受伤，不影响生育

男性身上最容易受伤的地方就是睾丸，一旦受伤就会疼痛不已，重则影响生育，甚至会危及生命。幸运的是，如果睾丸损伤不严重或者单侧受伤，可能并不会影响生育。比如，受伤当时剧痛，次日恢复正常。这是睾丸表面神经末梢较丰富，感觉较灵敏所致，内部损伤少，不影响生育。或者睾丸受伤较重，局部轻度瘀血，数天后消退。损伤系局部破损或皮下血管损伤，修复后也不影响生育。

输精管梗阻让"生命的种子"无法输送

精子是男性的"生命的种子",当"种子"无法运送出去时,不育症就自然而然地出现了。精子通向外界的路径如下:精子由曲细精管通过附睾、输精管、精囊、射精管、尿道,随着射精而排出。输精管不仅是精子的通路,还有使精子成熟并获得活力的功能。如果从曲细精管到射精管之间的这一段通路发生梗阻,精子的排出便会受阻,进而造成不育。

输精管梗阻的原因可以分为先天性因素和后天性因素,而以后天性因素较为多见。先天性梗阻可以发生在睾丸至输精管的任何部位,主要包括先天性输精管缺如或闭塞、先天性附睾发育不良、附睾与睾丸不连接、先天性精囊缺如等。后天性梗阻最常见的原因是感染,其次是损伤、肿瘤。附睾炎是引起输精管梗阻的常见炎症,治疗附睾炎以手术治疗为主,如输精管吻合术、输精管－附睾吻合术等。

生殖道感染易使精子活力降低

有的男性因为各种原因出现生殖道感染,致使附近组织炎性增生,造成输精管壁增厚,管腔纤维化狭窄,使精子不能输出。炎性反应又导致精子活力降低或丧失精浆成分,进一步影响精子的质量。造成不育的炎症主要包括附睾炎、精囊炎、前列腺炎等。

在进行消除感染的治疗时,应以无损伤性治疗为主,尽可能不用有损伤的办法,如输精管内注射药物等,除非患者有明显的症状,而口服药物无效时才使用。因为这些药物即使能消除感染,也可能引起局部精道的炎性改变,仍然不利于生育。

男性性功能障碍能使妻子怀孕吗

男性的性功能障碍主要包括阳痿、早泄、逆行性射精或者不射精。通常,对于早泄、持久力不足等男性性功能障碍问题,只要精子能顺利通过阴道,还是具有生育能力的。但是阳痿、勃起障碍、逆行性射精及不射精等,会影响生育。性功能障碍患者克服心理上的问题,及时去医院治疗是有必要的。

备育男性警惕
影响生育能力的因素

扫一扫，听音频

发胶

发胶中含有化学物质邻苯二甲酸盐，会影响男性的激素水平。长期使用发胶的男性，其精子活力、数量明显低于不使用者。此外，发胶中含有致癌物质甲醇，它会伤害人的皮肤、眼睛等，影响男性健康。

装修材料

装修材料中往往含有不少化学成分，而有些成分有可能导致精液质量下降。

过多使用香水和香皂

美国科学家研究发现，香水中含有一种名为"酞酸二乙酯"的化学物质，能够损害成年男性精子的DNA。香皂和香水以及其他一些芳香类制品中通常含有这种物质。建议备育男性应减少此类物品的使用。

性生活混乱

性生活混乱的直接后果就是容易患上淋病、梅毒、生殖器疱疹甚至艾滋病等恶疾，这不但会损害男性的生殖功能，使精子的存活率降低，还会严重影响健康。

吸毒

吸毒会使血液中的睾酮水平下降，长期吸毒还可致假阳痿，削弱生殖能力，导致射精无能或者精子质量不高，从而不育。即使怀孕了，也容易发生胎儿畸形或者发育不良、死胎等。

备育男性的饮食调养方案

扫一扫，听音频

备育男性的营养和优生

精子的生存需要优质蛋白质、多种维生素、矿物质等，如果男性偏食，饮食中缺少这些营养素，精子的生成就会受到影响，可能会产生一些劣质精子。

因此，备育男性要做到在均衡膳食的前提下，适当多吃些富含锌、硒、精氨酸等有利于精子生成的食物，如牡蛎、甲鱼、牛肉、墨鱼等。

备育男性可适当多吃这些食物

有些食物可以提高精子质量、增加精子数量，适当食用有助备孕备育。

食物	功效	食用须知
枸杞子	补肾益精、养肝明目。对肝肾阴亏、腰膝酸软、头晕目眩、遗精有益。能够增强性功能	正在感冒发热、身体有炎症、腹泻的人不宜食用
香蕉	香蕉中富含镁，镁可以增强精子的活力、提高男性生育力	香蕉性寒，故脾胃虚寒、胃痛、腹泻者应少食，胃酸过多者也应慎食
羊肾	补肾益精。主治肾虚劳损、腰脊冷痛、足膝痿弱、耳鸣、耳聋、阳痿、滑精、尿频等	由于羊肾富含胆固醇，血脂异常者不宜一次食用过多
桑葚	补肝益肾。主治肝肾阴亏引起的各种症状	脾胃虚寒、腹泻者不宜多食

续表

食物	功效	食用须知
牛肉	中医认为，牛肉有补中益气、滋养脾胃、强健筋骨的功效。牛肉中锌含量丰富，锌不但是构成精子的重要元素，还与精子的生成密切相关	患有感染性疾病、肝病和肾病的人要慎食
牡蛎	牡蛎富含锌，是天然的补精良药	脾胃虚寒、慢性腹泻者不宜多吃
鹌鹑	具有补中益气、强健筋骨、补血填精的功效。对肾精不足引起的腰膝酸软、夜尿频多、阳痿、早泄等有一定食疗效果	不宜与猪肝、木耳等一起食用，可能会使皮肤出现色素沉淀
鳙鱼	俗称胖头鱼，具有温肾益精、补脾暖胃的功效。特别适合肾阳不足的人食用	疥疮患者不宜食用
甲鱼	有滋补强身、益气填精、滋阴养血的功效，对肝肾阴虚者有益	食欲缺乏、消化不良、脾胃虚寒者慎食

马大夫 好孕叮咛

"起阳草"让备育男性"雄起"

韭菜是一种常见的蔬菜，它还具有一定的药用价值，除了可降低血脂外，助阳固精的作用也很突出，因此有"起阳草"之称。

医学研究证明，韭菜具有固精、助阳、补肾、暖腰膝的功能，适用于阳痿、早泄、遗精等病症，尤其适用于备育男性。

备育男性的饮食禁忌

加热饭菜的时候，不要用泡沫塑料饭盒或聚乙烯饭盒，因为在加热的过程中，饭盒中的化学物质会被释放出来，对人体产生危害，直接影响男性的身体健康和生育能力。瓷器铅含量高，用于加热饭菜时也会对人体有害，应该避免使用。应该用微波炉专用饭盒加热饭菜。

水果皮虽然营养丰富，但可能有农药残留，所以，如果水果洗得不干净要尽量削皮。

蔬菜要洗净，若生吃蔬菜，除了要泡洗外，还要用开水烫一下，这样虽然可能损失一些营养，但农药的成分会减少很多。

1 **2** **3** **4** **5**

冰箱里的熟食一定要加热之后再食用，否则会有大量细菌。

肥大的茄子大多使用催生激素催化而成，对精子的生长不利，备育男性最好不要多吃。

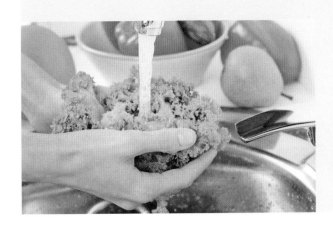

新鲜瓜果蔬菜用小苏打水浸泡10分钟，用清水冲洗干净，可去除大部分有机磷农药残留

运动要适度，
打造"优育"好男人

扫一扫，听音频

剧烈运动会影响精子的产生

人在剧烈运动时，能量消耗比较大，呼吸会加深、加快，当人体的氧气需求无法得到满足时，葡萄糖会在缺氧的状态下发生无氧酵解，同时产生大量乳酸等酸性代谢产物，这些酸性代谢产物会随着血液循环进入睾丸，导致氧化应激反应，增加精液中的活性氧成分，当精液中活性氧的产生超出精液自身抗氧化系统的清除能力时，就会影响精子的产生。

剧烈运动后精子复原需要时间

很多男性身体健康，没有不良嗜好，但是也无法生育，最后发现竟是经常进行剧烈运动惹的祸。但也不必过于担心，剧烈运动确实会对生育能力造成影响，而停止剧烈运动，再加上充足的休息和服用能提高精子活力的药物，几个月后精子活力、密度就会恢复正常。

备育男性暂时告别长时间骑车运动

长时间骑车会导致脆弱的睾丸外囊血管处于危险之中，所以应尽量避免。如果要长时间骑车，最好穿上有护垫的骑行短裤，并选择具有良好减震功能的自行车。

马大夫
好孕叮咛

剧烈运动可能降低精子质量，从而引起不育

备育男性可以适量运动，但不可剧烈运动。剧烈运动会消耗大量能量，增加人体对氧气的需求量，甚至呼吸加深加快也无法满足人体对氧气的需求。在缺氧状态下，为人体提供能量的葡萄糖会改变策略，发生无氧酵解，从而产生大量酸性代谢物。一些酸性代谢物通过血液循环进入睾丸，睾丸出于自卫，会产生氧化应激反应，从而增加活性氧成分，如果活性氧的产生超出了精液的抵抗能力，就会损伤精子。精子质量受损会导致受孕概率降低，甚至会导致不育。

散步是备育男性的优选运动方式

身体各项功能正常是生育一个健康宝宝的前提。备育男性如果想有一个强健的体魄，就必须进行体育锻炼。而散步这种运动，既不产生花销，又可以轻松上手，是备育男性的优选运动方式。

散步时最好快走，以微微出汗的程度为宜，这样具有加快下肢血液循环的良好运动效果。上班族可以在上下班途中适当地以步行代替交通工具，比如提前一两站下车，居住的地方和工作地点比较近的，可以走着去上班。这样既可以为忙碌的生活注入活力，又可以收到意想不到的运动效果。

备育男性这样运动最适宜

想要宝宝的男士们要适量、合理地运动，具体来说，有以下几点。

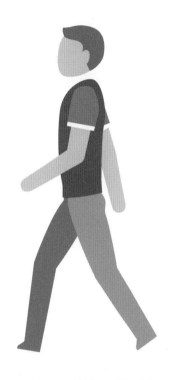

最好选择那些对身体能够产生一定的锻炼效果，又不会过度劳累的运动。可以在天气好的日子里外出郊游，或者进行慢跑、游泳等舒缓的运动。适量运动的标准是运动结束后四肢不酸、人不觉得累。

一些不合适的运动要避免，如剧烈跑步、远途骑车、踢足球等。

1   2   3   4

注意运动时间和事前准备。每天的运动时间控制在 30 ～ 45 分钟，不要太长，以不感到疲劳为准。运动时要穿上宽松的衣服，以利于散热。

运动贵在坚持。很多人没有达到运动效果的原因就在于没锻炼多久，就想休息几天。定期参加一些自己喜欢的运动，如游泳、打乒乓球等，不仅能享受运动带来的乐趣，而且能够缓解压力，对下一代的健康起到促进作用。所以备育男性要坚持运动，并在坚持的过程中培养兴趣，发挥潜能。

久坐会损害睾丸的生精功能，不利于精子的生成吗？

马大夫答： 久坐，特别是坐在柔软的沙发上时，整个臀部会陷入沙发中。当阴囊受到过久压迫时，会出现静脉回流不畅的情况，导致睾丸附近的血管受阻，睾丸新陈代谢产生的有害物质不能及时排出，睾丸也得不到足够的营养，分泌的睾酮就会减少。睾酮是维持男性性功能和产生精子的动力，一旦缺乏，就有导致男性性功能障碍和不育的危险。

同时，精子生成需要适宜的温度，久坐也会使温度调节失调，以致睾丸的温度上升，不利于精子的生成。

因此，不要长时间维持一个坐姿，每40分钟站起来活动一下，可以有意识地起来倒杯水、去趟厕所等。

备育男性年龄越大孩子智商越低吗？

马大夫答： 从孩子智商方面考虑，一般来说，25~35岁是男性最佳育龄，因为这个年龄段的男性正值青壮年，除了有良好的身体素质外，经济、事业都趋于稳定，养育孩子的物质条件优越，心理承受能力也较强。虽说男性可终身拥有一定程度的性功能和生育能力，但从优生角度看，还是以不超过35岁为好。男性精子质量35岁后将有所下降。因此，还是应该做好人生规划，尽早完成生儿育女这些人生大事。

PART 6

孕前6个月

建立更易好孕的生活方式

创造一个易于受孕的环境

扫一扫，听音频

准备怀孕的女性要远离的工作

1. 会接触到有机溶剂，如四氯化碳、三氯乙烯、甲苯、二甲苯及脂肪烃等的工作，这些有机溶剂容易导致生育能力下降，与自然流产、胎儿畸形也有一定的关系。

2. 干洗行业的工作，容易接触到氯乙烯、氯代炔等。

3. 农业及林业生产中的农药喷洒等工作。

4. 制鞋厂的工作，容易接触甲苯、正己烷、丙酮等。

5. 容易接触到汽油、苯等的工作。

白领女性备孕须知

白领女性如果准备怀孕，需注意周围的环境。白领女性多处在写字楼中，环境幽雅，远离风吹日晒，但设备先进的现代化写字楼往往存在各种污染源。因此，计划怀孕的女性和准妈妈们要了解办公室里的"怀孕杀手"。

电脑	电脑容易产生辐射，有可能对胚胎造成损害。所以，在计划怀孕时，应尽量少用电脑，或采取防护措施。
电话	电话听筒上 2/3 的细菌或病毒可以传给下一个拿电话的人，是办公室里传播感冒和腹泻病毒的主要途径。备孕、怀孕的女性应减少打公用电话的次数。
空调	如果长时间待在空调环境中，50% 以上的人会有头痛和血液循环方面的问题，而且特别容易感冒。在空调房间里，室内空气流通不畅，负氧离子减少，所以，应该定时开窗通风、排放废气。在备孕期间，应每隔 2 ~ 3 小时到室外待一会儿，呼吸一下新鲜空气。
复印机	复印机有静电作用，会导致空气中产生臭氧，容易使人头痛和眩晕。复印机在启动时，还会释放一些有毒气体，过敏体质的人会因此出现咳嗽、哮喘等。因此，备孕女性要少接触复印机。
久坐	久坐容易造成血液循环不畅，还会使抵抗力变差。

备孕和怀孕过程中要警惕药物危害

药物是治疗疾病的重要手段，但如果使用不当，便可引起不良反应，甚至还可能造成胎儿畸形。

受孕前　这个时期，受精卵尚未形成，用药没有太大影响，但可能使精子或卵子染色体畸变，造成精子、卵子异常，从而直接导致精子、卵子死亡。

着床前　这个时期，受精卵与母体无血脉相连，用药没有太大影响，可以适当用药。但如能不用药最好不用药。

胚胎期　胚胎期是胎儿器官的生长发育期，也是对药物的敏感时期，这个时期用药应格外慎重，因为很多药物可以通过胎盘影响胚胎发育，从而造成胎儿脊椎裂、颅骨裂、心脏畸形、四肢畸形、无脑等。

胎儿期　这个时期，胎儿的五官已经形成，正在继续生长，各器官进一步分化，结构逐步完善。这时用药很少会造成胎儿器官畸形，但容易造成器官功能障碍，如长期服用甲喹酮可造成胎儿智力低下等。

准备怀孕的夫妻要特别注意身边哪些是有害药物。

有害药物	对胎儿的危害
四环素类	容易导致胎儿牙齿、骨骼发育障碍
链霉素和卡那霉素	可导致胎儿先天性耳聋、肾脏损害
氯霉素	可抑制骨髓功能
非那西汀	可导致胎儿骨骼畸形、神经系统或肾脏畸形
巴比妥类	容易影响胎儿的骨骼发育
各种激素	容易导致性别畸形

不要急于怀孕的情况

扫一扫，听音频

患有这些疾病的女性应做好孕前咨询和疾病评估

疾病	疾病评估
结核病	如果女性患结核病，容易发生不育、流产、早产等情况，还有将该病传染给胎儿的危险，此时怀孕也会威胁准妈妈的身体健康
心脏病	如果女性患有心脏病，在妊娠期间，心脏负担会过重，很容易引起心功能不全，甚至出现心衰症状，造成流产、早产等
糖尿病	患糖尿病的女性容易并发妊娠高血压综合征或出现羊水过多、流产、早产、胎死宫内等情况，此时怀孕会增加难产概率或生出巨大儿、畸形儿等
肝脏病	准妈妈本身若患有肝脏疾病，再加上妊娠期肝脏负担加重，容易引起肝功能异常
高血压	高血压患者如怀孕，容易出现先兆子痫。因此要在经过系统治疗，血压正常或接近正常，并听取医生意见后再考虑怀孕
肾脏病	患肾脏病的女性，肾功能正常时可以怀孕，当然，妊娠时会有蛋白尿增多的现象，有些人肾脏病会恶化

长期服用药物的女性不要急于怀孕

有的女性患有疾病，需要长期服用某种药物，如激素、抗生素、止吐药、抗癫痫药、抗精神病药物等，这些药物会不同程度地对生殖细胞产生影响。

卵子从初期的卵细胞发育为成熟卵子约需 3 个月，在这段时间内，卵子容易受到药物的影响。因此，长期服药者不要急于怀孕。

各种药物的作用、在人体内储存的时间以及对卵细胞的影响各不相同，不能一概而论。如果长期服药的女性计划怀孕，最好先请医生指导，再确定怀孕的时间。

放松心情来备孕，
好孕水到渠成

扫一扫，听音频

紧张、焦虑、心理压力大也会引起不孕

很多人求子心切，孕前准备阶段害怕怀不上，因而压力过大，紧张焦虑。其实，结果往往会适得其反，因为焦虑、紧张等情绪会影响体内激素的分泌，对怀孕不利。

焦虑抑郁的情绪不仅会影响精子或卵子的质量，也会影响准妈妈激素的分泌，使胎儿不安、躁动，影响其生长发育。在这种情况下，不仅受孕难，而且最好暂时避孕。

所以，备孕夫妻要保持心情放松。可以参加比较舒缓的瑜伽课程，也可以通过健身来缓解压力，调节心情，让自己平心静气地面对这个问题。同时，备孕双方也可以多掌握一些关于怀孕的生理知识，不要因为不懂而乱了阵脚。

阿泽妈
经验谈

想怀时怀不上，不想怀时却有了

当时备孕好几个月了，去医院检查也没什么问题，不知怎么回事总是怀不上。当时还挺焦虑的，每天测体温，对排卵期充满期待。后来听了医生的建议，出去旅旅游，散散心，放松一下，回来没多久就有了。

压力过大会导致假性怀孕

有些女性结婚后，盼星星盼月亮，恨不得马上让小萌娃到来，可是天不遂人愿，备孕很长时间也没个信儿，还受到长辈过多"关照"，看着别人抱着可爱的宝宝，心里越发地羡慕。这样每天朝思暮想，最终导致下丘脑及垂体的功能紊乱，月经停闭。

闭经后，在体内性激素影响下，小腹会稍稍隆起，在强烈的盼子心理因素的作用下，便认为是怀孕了，接着身体还会相继出现挑食和呕吐的怀孕反应。有的女性模拟怀孕的心理作用，体内雌激素和雄激素发生比例失调，会奇妙地感觉到新生命的气息，甚至能感觉到胎动。其实，这纯粹是心理因素在作怪。

备孕夫妻不能仅凭停经就判断是否怀孕，有时突发停经也可能是妇科疾病造成的。因此要确定是否怀孕，最好去医院做一次检查。

别把怀孕当成唯一"正事儿"

越来越多的女性认识到，压力、生活不规律、生活节奏太快会影响受孕，因此一些经济条件比较稳定的家庭，会让妻子找个闲职或者干脆辞职，专门在家"造人"。但是调查结果显示，这类女性往往更容易患上备孕期心理焦虑。

因此，备孕期的女性不要把怀孕的事情看得太重，切忌把怀孕当作唯一的"正事儿"。但是为了迎接宝宝的到来，可以适当减少出差、加班，放弃更有诱惑力的工作机会，但是不要没有自己的生活。

备孕的职业女性可以这样做：坚持正常上班，少加班、出差；不要过于放任自己，即使换了清闲的工作，也要认真完成；根据自己的兴趣爱好，合理安排业余生活。即使辞职在家坐等"造人"，也不是说没有"正事儿"可做了，每天的饮食起居更要安排好，也可以把养生保健作为自己的"正事儿"，做些修身养性的事情，比如读书、健身、逛街、欣赏音乐会等。

悦悦妈 经验谈

心情放松，升级成功

刚开始备孕时，我很认真地用排卵试纸、测体温，在排卵期的那几天，还会注意安排夫妻生活，结果一次次都是以失败告终。曾经痛哭过，也怀疑过自己身体是不是有什么毛病，好在老公一直很支持我，也给我打气，说我太紧张了，放松心情，宝宝自然会来的。

就这样紧张地备孕了4个月无果后，我决定顺其自然，不再用排卵试纸，不再测体温。年中公司策划了一次出游活动，我每天都兴高采烈地准备着带什么东西，到地方了怎么玩，完全没有把怀孕放在心上。

到了月经该来的日子，结果没来，心里就有一点点预感，可能宝宝来了。我忍不住到厕所测了下，第二道杠很快就显出来了。哇，太高兴啦，宝宝真的来了！

马大夫 好孕叮咛

备育男性的焦虑心情一样影响好孕

一旦准备要宝宝，有些备育男性比妻子更加焦躁不安，担心是否怀得上、怀上了是否能坐住胎、是否能顺利生产、孩子是否健康等。这样不健康的情绪虽然可以理解，但会影响精子质量，并且会将坏情绪传染给妻子。

因此，如果双方决定要宝宝，备育男性要进行自我心理疏导，不要在精心呵护备孕妻子的同时，让自己的心绪失了淡定。怀孕不是一朝一夕就能完成的事情，更不是一项多么艰巨的任务，而是顺其自然、顺理成章的一个过程。着急、担心、焦虑，都不会为怀孕带来任何益处，反而会给备孕造成负担。

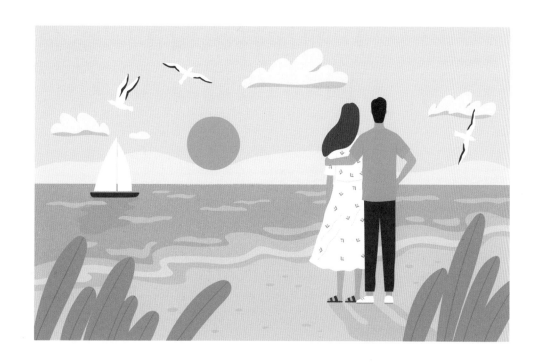

避开月经期安排一次旅行

不少备孕夫妻平时忙于上班，放假的时候可能还会有聚会或应酬，没有放松的机会。不妨避开月经期安排一次合适的旅行，放松身心。

旅行地点最好选择环境优美、人少清净、温馨舒适的地方，这样精神才能得到彻底放松。游客少的沿海二三线城市或离家较近的农家乐等都是不错的选择。应避免长距离的旅行，也应避免跟着旅行团到处跑。出门在外，饮食要卫生、干净，不要太多地改变自己的饮食习惯，平时不常吃的食物，适当尝尝鲜就好，免得吃多了引起肠胃不适。

备孕期的工作调整

备孕夫妻最好调离那些影响怀孕的岗位，比如容易接触电离辐射、农药、重金属铅、汞、汽油、苯、化学药品的岗位，否则容易导致生育能力下降，怀孕后也有自然流产、胎儿畸形的可能。

同时，备育夫妻都应调整工作强度、缓解压力、规律作息，以免影响精子与卵子的质量甚至性生活的和谐。如果有一方经常出差，在备孕期最好和领导沟通好，调整出差计划。

从现在开始纠正
不良的生活方式

扫一扫，听音频

"好习惯"也可能对怀孕不利

已婚女性患尿路感染的风险是同龄未婚女性的 2 倍以上。有的女性性生活后会马上排尿，让尿液发挥其冲洗尿道的作用，减少细菌滋生，这是一个很好的习惯，有利于减少尿路感染的风险。但是对于备孕女性来说，这招就不适合了，因为性生活后马上排尿，会让精液迅速流出，不利于怀孕。

另外，立式体位和坐式体位能很好地刺激女性阴蒂，容易让女性达到性高潮，有利于夫妻间的性和谐。但是这两种体位都不利于受孕。

由此看来，平时的好习惯却可能成为女性不孕的罪魁祸首。

那么，怎么做才能健康受孕呢？在性生活前最好排尿、沐浴，清洗女性会阴部、男性外生殖器。性生活后，女性应该在床上平躺静卧 1 小时，最好在臀部垫一个枕头，尽量让宫颈浸泡在精液中，给精子足够的时间和机会，去奔赴和卵子的约会。1 小时后，再进行排尿、清洗。

经期性生活，让"造人"大计受重创

很多年轻人对经期性生活一知半解，不能控制感情冲动，因此经期屡闯禁区，殊不知这样会有损女性的健康。从临床上看，这种情况多发生在年轻人中。

很多妇科疾病，如盆腔炎、子宫内膜炎、输卵管炎症、子宫内膜异位症等，都与经期不洁的性生活有很大关系，严重的还会引起不孕。因此为了妻子和未来宝宝的健康，应该避免在经期进行性生活。

女性贪凉，伤害孕力

子宫喜暖而恶寒，因此女性下半身着凉时易导致宫寒，主要表现为手脚冰凉、痛经。同时，宫寒还会导致月经不调、白带异常、阴道内环境发生变化等情况，从而引发阴道炎、盆腔炎以及子宫内膜异位症等，进而引发不孕。

备孕女性尤其要注意"暖宫"，在日常生活中注意一些细节，如寒冷时注意保暖；夏天不要吃过多冷饮；经期注意保暖；避免用冷水洗澡；注意保护肚脐、脚心不受凉等。女性月经期间身体更脆弱，千万不要吃冷饮，夏季夜间睡觉时也要盖上肚子，以免子宫受寒。

要注意清洁，但不要过分

同房前后认真清洗私密处就可防病，这样的观点并不完全正确。据报道，使用阴道冲洗液的女性比不用阴道冲洗液的女性盆腔感染危险率增高了73%。这是由于冲洗液破坏了阴道的自洁功能，导致病原菌乘虚而入，沿宫颈上行至子宫和输卵管，引发盆腔感染。

凡事过犹不及，女性的自身清洁工作只要做到以下几点就可以了。

1. 健康女性每天清洗私密处一次即可。同房前可清洗私密处，但事后没有必要再次清洗，因为在亲密过程中，女性阴道自身会分泌一种杀菌物质。

2. 直接用清水冲洗即可，不必使用药物和阴道冲洗液，更不应进行阴道灌洗。

悦悦妈 经验谈

生男秘籍不靠谱

在很多所谓的"生男秘籍"中，有一条是"碱性体质的女性更容易生男孩，酸性体质的女性更容易生女孩"。我身边有个朋友为了生一个男宝宝，大量吃碱性食物，饮用苏打水，甚至用碱性的苏打水冲洗阴道。但是从结果来看似乎没什么用，并且由于用苏打水冲洗阴道破坏了阴道自身的酸碱平衡，导致阴道内菌群失调，引发了阴道炎。

上班族要注意，熬夜也能熬出不孕不育症

长期熬夜的人患慢性疾病的概率比抽烟或喝酒的人还要高出28%，并且身体的部分器官会受到损害，比如导致内分泌失调、免疫力下降、性功能与生精造精功能下降、卵巢早衰等，严重的还会导致不孕不育。

对于年轻的上班族来说，如果身体检查正常，可以先不吃药，从改善生活习惯做起，一般都能怀上，如果怀不上，再进行药物干预。

科学避孕，
你需知道的误区

扫一扫，听音频

在备孕期间，很多备孕夫妻都面临这样的问题：还没有准备充足，担心一不小心就提前怀上，暂时采取什么样的避孕措施好呢？以下是备孕夫妻遇到的避孕误区。

误区 1　靠体外射精、安全期进行避孕

体外射精这种避孕方式并不靠谱，因为男性在性兴奋时或是排精之前，可能会有精液流出，而精液中可能含有少量精子，会导致怀孕。实践也证明，体外射精是很容易失败的一种避孕方式。

有的女性担心吃药避孕会产生不良反应，因此靠计算安全期来进行避孕。事实上，因为女性的健康状况、情绪波动、环境变化等因素都可能影响排卵，排卵日会提前或错后几天，而男性的精子在女性体内最长可存活 5 天，因此安全期未必是安全的。

误区 2　事前不预防，事后忙吃紧急避孕药

服用紧急避孕药是很多年轻人采用的一种紧急避孕方式。但服用紧急避孕药并不能作为常规避孕方法。紧急避孕药的有效性有限，仅为 74% ~ 85%，并且有较高的意外妊娠风险。经常服用紧急避孕药对身体的危害较大，比如会产生恶心、呕吐、头痛、头晕等不适，还容易引起月经不调。服用紧急避孕药一年不宜超过 3 次。

短效避孕药会致癌，所以不能长期服用 误区**3**

因为短效口服避孕药含有激素成分，因此一些女性认为其对人体健康会有负面影响，比如会诱发妇科肿瘤、导致肥胖、影响以后生小孩等，从而不愿意使用。其实该药由雌激素、孕激素配制而成，具有多重防护机制，层层防护确保精子卵子不相遇。如果正确使用，避孕有效性可达99%以上。可以说，短效口服避孕药是目前有效性很高且适合育龄人群使用的常规避孕方式。

马大夫好孕叮咛

科学避孕，给自己一个宽裕的准备期

目前避孕的方法很多且它们各有特点，因此女性在选择避孕方法时，既要考虑方便性，又要考虑效果，还要根据个人的情况，特别是女性的健康情况和所处时期的特点，正确地选择适合自己的避孕方法。

新婚夫妻如果5年之内不想要孩子，建议选择宫内节育器。如果只是较短时期内不想要孩子，建议选用口服短效避孕药。如果不想吃药，也不想用宫内节育器，可以选择避孕套。哺乳期女性适合使用宫内节育器或者避孕套。流产后恢复期的女性近期最好不要进行性生活。如果术后子宫收缩比较好，可同步放入宫内节育器，以进行长效避孕。但因节育器脱落而意外妊娠的女性应改用其他避孕方法，最好是口服短效避孕药。更年期女性可以选择避孕栓或者宫内节育器。已经放入宫内节育器的更年期女性出现月经紊乱时也不要急于取出，待绝经半年到一年时再取出。

如果备孕女性的体重超标，做做瘦身操

女性皮下脂肪比较丰厚，且相对集中于乳房、臀部和腹部。但若皮下脂肪积累过多，不仅没有美感，而且会引发多种疾病，尤其是育龄女性，更应重视肥胖对生育的影响。

肥胖不但影响美观，还会大大影响身体素质，容易引起疾病。对于准备要宝宝的夫妻双方来说，超重是影响怀孕、优生的重要因素。下面的方法很简单，经验证，其瘦身效果比较明显，只要你能坚持，肥胖的烦恼就会一点点消失。

仰卧起坐

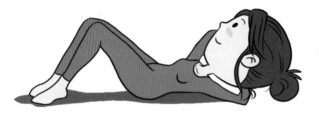

1 身体平躺在床上，双腿并拢，双膝稍弯，双手抱头并吸气。

做运动时，动作要缓，不要用猛力，次数可循序渐进地增多。看似简单的一个动作，对于消除腰部和腹部脂肪特别有效。

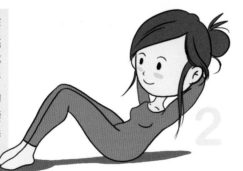

2 将身体慢慢抬起，直至上身坐起。

3 将身体慢慢放平。反复做20次。

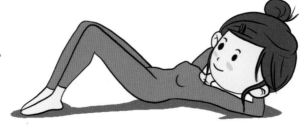

抬腿运动

1 仰卧在床上，两腿并拢，慢慢抬起，抬到与身体约呈120度角时慢慢放下。注意，膝盖不能弯曲，肩膀和手臂也不能用力。

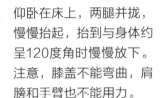

此动作能够使腰部变得结实，下腹部和胃部赘肉明显减少。

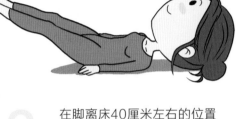

2 在脚离床40厘米左右的位置停下来，保持1分钟。反复做10次。

盘腿运动

1 盘腿坐在床上，双手抱住处于上方的脚，缓缓抬起到最高点，然后慢慢放下来。反复3~5次后换另一只脚在上的盘坐姿势，重复同样的动作。

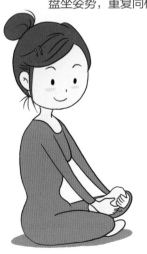

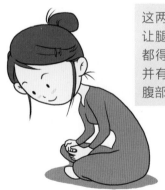

这两个动作会让腿部和背部都得到锻炼，并有助于减少腹部脂肪。

2 双腿盘坐，双手中指相对，置于膝上。上身缓缓向下弯曲，下颌尽量去贴近双手，然后起身坐直身体。反复做20次左右。

扫一扫，听音频

服用避孕药期间能怀孕吗？

马大夫答：有研究表明，第三代复方短效口服避孕药激素含量低，停药后即可怀孕，且停药后立即怀孕，对宝宝几乎没有危害。如果服用毓婷之类的紧急避孕药后意外怀孕，若考虑继续妊娠，则要做好产检，尤其是B超大排畸检查、唐氏综合征筛查等。长效口服避孕药内含激素成分及剂量与短效口服避孕药有很大不同，最好停药3~6个月后再怀孕。

服用紧急避孕药期间意外怀的宝宝能要吗？

马大夫答：服用紧急避孕药期间意外怀的宝宝能不能要，要结合服用药物的时间和服用药物的种类、剂量等综合考虑。如果服药是在停经3周内（从末次月经第1天开始算），则是安全期，此时药物对胚胎的作用是"全或无"，即要么不能要，要么几乎无影响，可以继续妊娠。受精3~8周是"高敏期"，此时胚胎分化活跃，对药物的敏感性较高，这个阶段服药的致畸率较高，怀孕期间要严格做好检查。

流产、宫外孕后多长时间才能再次怀孕？

马大夫答：流产会伤害女性的子宫内膜，而子宫内膜的恢复需要一个过程。一般来说，流产后至少半年才可以受孕。有宫外孕经历的女性，在宫外孕治愈后，要确保输卵管完全疏通后，才能再次怀孕，否则极有可能再次发生宫外孕。临床证明，第一次宫外孕后，再次发生宫外孕的概率为10%；两次宫外孕后，再次发生宫外孕的概率上升至32%。所以有宫外孕史的女性最好待医生检查后认为一切正常再考虑怀孕，以降低再次发生宫外孕的风险。

PART 7

孕前3个月

做好营养储备

为怀孕做好营养储备

扫一扫，听音频

孕前 3 个月的饮食原则

• 加强营养

孕前 3 个月，夫妻双方都要加强营养，以提供健康、优良的精子和卵子，为优良胎儿的形成和孕育提供良好的物质基础。

多吃一些富含优质蛋白质、矿物质和维生素的食物。夫妻双方可以根据自己的家庭、季节等情况，有选择地安排好一日三餐，并注意适量多吃水果。经过一段时间的调养，双方体内储存了充足的营养，身体健康、精力充沛，从而为优生做足准备。

• 良好的饮食习惯

不同食物中所含的营养成分不同，含量也不等。有的含这几种，有的含那几种；有的这几种含量多些，有的那几种含量多些。因此，最好吃得杂一些，不偏食、不忌嘴，什么都吃，养成良好的饮食习惯。

• 避免各种被污染的食物

尽量选择新鲜、天然的食物，少食用含食品添加剂多的食品。

蔬菜应吃新鲜的，并充分地清洗干净，水果最好去皮食用，避免农药污染。

尽量饮用白开水，少饮用各种咖啡、甜饮料等饮品。

家庭炊具中尽量使用铁锅或不锈钢炊具，避免使用铝制品及彩色搪瓷制品，以防铝元素、铅元素等对人体细胞产生伤害。

悦悦妈 经验谈

偏食是怀孕的拦路虎

老公从小就被婆婆给惯坏了，现在还有点小孩子的脾气，并且吃东西挑食，他爱吃的食物一只手能数过来，因此身体比较瘦弱。想要个健康的宝宝一直是我们的心愿，但我很担心他吃不好会影响要宝宝，真是头疼。不过老公挺有自知之明，备孕的那段时间，每天他会让自己尝试一两种新的食物，并且有意识地补充叶酸。看着他一天天变化，我喜在心里，也不时地给他打气，尽量把每天的饭菜做得更用心一些。孕前体检结果出来时，发现老公身体各项指标都正常，真是好开心！我心里的一块石头终于落地了。

孕前 3 个月宜吃的食物

宜吃食物	功效分析
各种水果	水果中含多种维生素，能在胎儿生长发育的过程中起到促进细胞不断生长和分裂的作用
小米、玉米	含有蛋白质、钙、胡萝卜素、维生素 B_1、维生素 B_2、膳食纤维等，营养优于精白米面
海产品	为人体提供易被吸收利用的钙、碘、磷、铁等矿物质，能促进大脑的生长发育、调理神经衰弱
黑芝麻	富含磷脂、锌、钙、蛋白质等，有助于促进健康
木耳	有滋补、益气、养血、健胃、止血、润燥、清肺等作用
核桃	对大脑神经细胞有益，能帮助胎儿大脑发育
花生	富含不饱和脂肪酸、烟酸和 B 族维生素等，对人体有益

减少咖啡饮用量

备孕夫妻小剂量摄入咖啡因并不增加流产、低体重儿等不良后果的发生，但是摄入过多，可能和流产率增高相关。因此，平时习惯喝咖啡的备孕女性要限制咖啡因摄入量，咖啡因摄入量控制在每天 200 毫克以下。

阿泽妈 经验谈

减少咖啡因的摄入可以这样做

对于经常饮用咖啡特别是每天都饮用大量咖啡的备育夫妻来说，如果突然停止饮用会有很多不适，表现为疲倦、恶心、头痛、困倦、手抖、情绪波动等。为了避免或减缓这些戒断症状，可以慢慢减少咖啡的量，比如每天减少两杯咖啡，直到减至适宜摄入量。

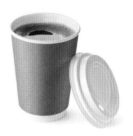

备育男性需要纠正的饮食习惯

• 纠正不喜蔬果的习惯

蔬果中含有的营养物质是男性生殖活动所必需的，若长期缺乏，有可能妨碍性腺正常发育和精子的生成，从而使精子减少或影响精子的正常活力。

• 戒烟酒

大量吸烟会导致男性性欲下降甚至出现阳痿，还易使维生素 C 大量流失。而酒精及其毒性分解产物容易引起染色体畸变，导致胎儿畸形。

马大夫
好孕叮咛

要根据时令和身体状况选择食物

韭菜、牡蛎、牛肉、枸杞子、香蕉……这些日常饭桌上的普通食物，有壮阳补肾的功效。饮食搭配应注意以下几点。

首先，根据时令做出适当选择。如广州气候炎热，尤其是夏季容易上火，食用时必须掌握好量，不要过量或连续多次食用。特别在夏季，宜选择西洋参等凉补的食材。

其次，根据自己的身体状况来定。个人因为年龄、体质等差异，进补方式也不同。如年纪大的人不宜过补，燥热体质的人不宜在夏季食用过多补品。

牡蛎

韭菜

牛肉

枸杞子

香蕉

3 种不同类型的备孕女性应该怎么吃

扫一扫，听音频

普通女性

一般的女性饮食上没有太多的限制，保证营养均衡是最基本的原则。为了打造一个更健康的身体来孕育宝宝，饮食上还要注意下面几点。

1. 用餐时保持愉快的气氛，最好不要分心，如边看电视、手机边吃饭等。
2. 避免吃太多辛辣刺激性的食物。
3. 选择当季水果，变换购买种类，每天摄入 200～350 克。
4. 早餐和午餐应尽量多吃点，晚餐要少吃点。睡前 2 小时不要吃东西。
5. 吃饭时要细嚼慢咽，可帮助消化、吸收营养。

消化不良的女性

日常生活无规律，如工作紧张、饥饱无度等容易导致消化不良。这种类型的女性因为体内热量过高或体力不足，使得肠胃功能较弱。

消化不良饮食措施
1. 将少量营养价值高的食物做成容易消化的饭菜食用，尽量避免食用寒性食物。
2. 最好采用少食多餐的方式，一天分 4～5 次进餐。
3. 饭后要充分休息。

过敏体质的女性

过敏体质的女性身体比较娇贵，想要宝宝就要改善过敏体质，营造良好的孕育环境。可以从饮食入手。

过敏体质饮食措施
1. 过敏体质者特别是患荨麻疹、过敏性哮喘和过敏性皮炎的女性慎食海鲜。
2. 肉、肝、蛋类应熟透再吃。日常多吃糙米、蔬菜，可帮助改善过敏症状。

素食备孕女性怎么吃

扫一扫，听音频

素食者备孕需要额外补充的营养素

素食者更应注重食物搭配，以满足蛋白质需求，如可以将豌豆和大米、通心粉和奶酪等搭配在一起吃。对于严格的纯素食者，应增加大豆及其制品的摄入，也可以适量吃些蛋白粉。

蛋白质

由于维生素B_{12}主要存在于动物性食物中，因此，素食者容易缺乏维生素B_{12}。紫菜中维生素B_{12}的含量可以和鱼类、蛋类相媲美。菌类、麦片也富含维生素B_{12}。纯素食者必须补充维生素补充剂。

维生素 B_{12}

脂肪

过多摄入脂肪对身体健康没有好处，但如果身体缺乏脂肪也会对健康造成影响。素食并不代表就要远离脂肪，可以用植物性脂肪来代替动物性脂肪，如植物油、豆类、豆制品、坚果等，这些食物里都富含脂肪，并且不含胆固醇，含有丰富的不饱和脂肪酸，可以帮助预防心血管病、血脂异常、脂肪肝等疾病的发生。

铁　　　　　锌

铁主要存在于动物性食物中，素食者可以选择食用含铁量相对比较高的植物性食物来补铁，如菠菜、芹菜、油菜、苋菜、韭菜、芝麻、木耳等，同时补充富含维生素C的食物，以促进铁吸收。

饮食中的锌一般是由肉制品提供的，素食者如果希望通过素食方式获得锌，土豆、四季豆、芝麻、苹果和通心粉都是不错的选择。

二二一比例进餐法

世界卫生组织推崇素食者采取"二二一比例进餐法"。所谓"二二一比例进餐法"，即将食物尽量按照两份五谷杂粮、两份蔬果、一份蛋白质（如豆类等）的比例进行配餐。

在这份饮食清单里，两份五谷杂粮是基础，建议素食备孕女性每天摄取300～500克，并以玉米、小米、糙米、燕麦、大麦等全谷类为主。每天两份蔬果是必不可少的，对于素食备孕女性来说，每天的食用量应在500～700克，并且要吃当季的。一份蛋白质是必要的营养补充，素食备孕女性应多食用豆类食物，因为它能为素食者带来紧缺的蛋白质。

素食备孕女性要吃一些坚果

核桃、瓜子、松子等坚果中含有不饱和脂肪酸，能够促进胎宝宝的中枢神经系统的发育，所以备孕女性每天可以吃 25 ～ 30 克的坚果，大概一小把的量。但坚果的热量比较高，所以不可多吃。

一定要重点看

提前 3 个月补充叶酸

扫一扫，听音频

叶酸能有效预防胎儿神经管畸形

叶酸对备孕女性和准妈妈非常重要。研究发现，孕早期缺乏叶酸是引起胎儿畸形的主要原因。因为神经管闭合发生在胚胎发育的 3～4 周，缺乏叶酸易引起神经管不闭合而导致以脊柱裂和无脑畸形为主的神经管畸形。

很多女性在得知自己怀孕后才开始补充叶酸，这时已经是受精后的半个月了，容易使早期胎儿的脑部和脊髓因得不到足够的叶酸而发育不全，从而导致脑部和脊髓缺陷的发生。因此，女性应在准备怀孕前就开始补充叶酸。

孕前怎样补充叶酸

每日建议摄取量：备孕女性最好在准备怀孕前 3 个月开始，每天摄取 400 微克的叶酸。

摄取来源：叶酸的膳食来源主要是各种蔬菜、动物肝脏、蛋黄等。叶酸制剂也是叶酸的良好来源。

摄取方式：我国居民每日平均从膳食中获得 50～200 微克叶酸，这是不能满足孕妇需要的。所以，备孕女性需要吃叶酸制剂。

> 马大夫
> 好孕叮咛
>
> ### 叶酸与维生素C补充剂不可同时服用
>
> 实验证明，叶酸在酸性环境中容易被破坏；而维生素C在酸性环境中则比较稳定。二者的稳定环境相抵触，如果在补充叶酸的同时服用维生素C，二者吸收率都会受影响。二者最好间隔半小时以上服用。

> 马大夫
> 好孕叮咛
>
> ### 预防宝宝畸形，备育男性也要补充叶酸
>
> 对于想做父母的夫妻来说，不仅女性需要补充叶酸，男性也需要补充。叶酸在人体内能和其他物质结合成叶酸盐，如果男性体内缺乏叶酸盐，容易增加宝宝出现染色体缺陷的概率。此外，一些调查结果显示，男性精子含量低也与体内缺乏叶酸有关。所以，建议男性也补充叶酸。

常见食材中的叶酸含量（每100克可食用部分）

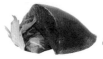
猪肝
425.1
微克

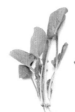
菠菜
116.7
微克

油菜
103.9
微克

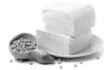
北豆腐
39.8
微克

开心果
34.5
微克

小麦粉
23.3
微克

小米
22.4
微克

马大夫好孕叮咛

从食物中摄取的叶酸远远不够，必须补充叶酸制剂

虽然含有叶酸的食物有很多，但因为叶酸很容易流失，从饮食中不太容易摄取到足够的量，所以建议备孕和怀孕的女性补充叶酸制剂。

需要重点补充叶酸的人群

1
曾有一胎患神经管缺陷的备孕女性
准妈妈再次发病的概率是 2%～5%，曾有两胎出现缺陷者，概率更高，而患者的同胞姐妹发病的概率也会比正常人高。

2
年龄超过35岁的备孕女性
受孕后卵细胞的纺锤丝老化，生殖细胞在减数分裂时容易出现异常，从而生出畸形宝宝。

3
吃不到绿叶蔬菜及柑橘的备孕女性、高原地区的备孕女性
容易缺乏叶酸，导致胎儿先天畸形。

4
过于肥胖的备孕女性
肥胖可能会引起身体新陈代谢异常，并由此导致胚胎神经系统发育变异。

补微量元素，营造好孕环境

扫一扫，听音频

补碘
预防"呆小病"

甲状腺有了碘才能发挥正常功能。备孕女性如果长期摄入碘不足，生出的宝宝会甲状腺功能低下，会影响中枢神经系统，特别是对大脑发育也有影响，还可能导致生长缓慢、反应迟钝、面容愚笨，即"呆小病"。孕前补碘比孕期补碘对宝宝大脑发育的促进作用更明显，如果孕后5个月再补碘，就起不到预防作用了。

补铜
促进胎儿正常发育

准妈妈如果缺铜，可能会影响胚胎的正常分化和发育，还可能会导致胎儿先天畸形，以及胎膜早破、流产等异常情况。因此，女性在备孕期间就要合理摄入铜，适当多吃动物肝脏、粗粮、坚果等铜含量较高的食物。

补锌
预防先天畸形

女性如果缺锌，可能会影响胚胎的发育，导致各种先天畸形。男性如果缺锌，会导致性欲低下、精子数量减少。因此备孕夫妻应该多吃富含锌的食物，如瘦肉、牡蛎、芝麻等。

补锰
促进胎宝宝智力发育

准妈妈缺锰也会影响胎宝宝智力发育，并且还可能导致胎宝宝畸形，如关节严重变形。一般经常吃五谷杂粮和蔬果的人不会发生锰缺乏，但若只吃精加工的米面，就可能造成锰摄入不足。因此，备孕女性应该多吃些蔬果、粗粮。

吃些天然的助性食物吧

扫一扫，听音频

豆浆
可双向调节雌激素

女性体内的雌激素可以维护卵巢功能正常。大豆中的大豆异黄酮又称植物雌激素，其结构和女性体内的雌激素接近。女性35岁以后，体内雌激素偏低、卵巢功能衰退，多喝豆浆对卵巢功能有益。

大豆异黄酮可以双向调节人体的雌激素：当雌激素不足时，可以起到类雌激素的效果；当雌激素过剩时，又能起到抗雌激素的作用；从而降低患乳腺疾病的风险。

酸奶
备孕时饮用益处多

酸奶中的有益微生物可以促进肠道蠕动，加速体内废弃物的排泄，尤其适合便秘患者。备孕女性如果大便不通畅，可以每天喝点酸奶，因为便秘会导致体内毒素蓄积，不利于胎儿健康。并且酸奶是由牛奶经过乳酸菌发酵而成，营养价值不比牛奶差，且更易于消化和吸收。

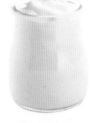

马大夫好孕叮咛

不能仅靠豆浆助孕

备孕女性可以把豆浆纳入日常膳食之中，但是豆浆毕竟仅是食物，不能代替药物的作用，多囊卵巢综合征等引起的不孕，肯定不能靠喝豆浆来治疗。举例来说，仅1毫克的补佳乐里面的活性植物雌激素相当于20升豆浆所含的量。所以对依靠豆浆来助孕的期望不要太高。

马大夫好孕叮咛

酸奶虽好，但不能多喝

酸奶虽好，也不能多喝，否则会导致胃酸过多，影响胃黏膜和消化酶的分泌，降低食欲，破坏人体内的电解质平衡。脾胃虚寒、腹胀的人更不宜多饮。健康的人每天宜饮用250~500毫升酸奶。

将可能影响怀孕的障碍
——清除

女性要重视月经推迟现象

由于月经推迟有可能演变成闭经，因此，一旦月经推迟，应该给予重视。

月经周期建立后停止 3 个周期称为闭经，闭经多发人群为卵巢功能尚未完全成熟的十几岁的少女及 50 岁左右接近绝经期的女性，除此之外，其他年龄层的女性因闭经而导致不孕者，需要接受较长时间的治疗，且治疗过程也是比较烦琐的。

因此，如果女性连续 3 个周期不来潮，需要及时接受专业治疗。

要通过检查排除无排卵月经

排除无排卵月经的最为简单的方法就是到医院进行 B 超检查和激素检查。

在家中可以用半定量不孕检测试纸预测卵泡的发育。半定量不孕检测试纸能够科学地测出女性体内每天的黄体生成素（LH）的具体数据。把每天所测的数据标于一个图表中，再把这些点连起来，就能够得到一条 LH 的动态曲线，从这条曲线的走向就能清楚地看出卵泡出现的变化状况。只要看一下 LH 曲线的形状，就知道卵泡的状况，非常直观。第 149 页两图是连续 10 天检测到的 LH 曲线图，分别代表 2 种不同的状况：图一是有排卵的 LH 曲线，图二是无排卵的 LH 曲线。有排卵 LH 水平比较低，而后突然出现一个高峰，即预示着第二天会发生排卵；无排卵 LH 始终处在低水平上，几乎没有波动。

马大夫
好孕叮咛

能来月经，不见得就能怀孕

很多人认为"只要一直都有月经，就一定可以怀孕"，其实这是一个误区。有月经的女性并不一定正常排卵。因为子宫内膜在雌激素的作用下不断生长，此时就算卵巢没有正常排卵，在激素的作用下，子宫内膜也可以剥脱形成月经。

通常，体内激素接受大脑的调节，大脑向卵巢发出指令，促使卵巢分泌激素，就可以形成卵巢排卵和月经来潮。

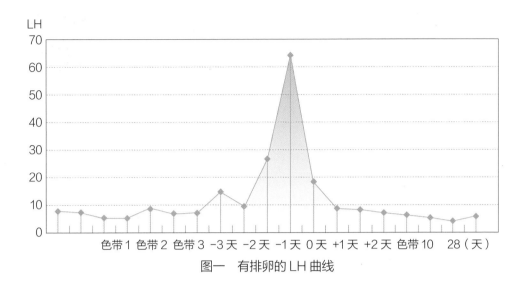

图一 有排卵的 LH 曲线

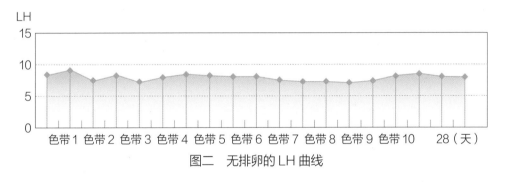

图二 无排卵的 LH 曲线

改善便秘这么做

备孕期应及时调理便秘，否则到了孕期，在孕激素的作用和日益增大的子宫的压迫下，会加重便秘，还容易引发痔疮。

备孕夫妻应养成定时排便的习惯，多吃新鲜蔬果，增加膳食纤维的摄入量，多喝水，尽量保持良好的情绪，坚持适度运动。

备孕期间，如果便秘较为严重，通过日常饮食、运动调理没有效果时，应到正规医院的消化科就诊，在医生指导下谨慎使用可以软化粪便的药物，比如一些作用温和的渗透性泻药。

扫一扫，听音频

服用叶酸后，月经会不会推迟？

马大夫答： 有的备孕女性刚开始吃叶酸，可是恰巧月经也跟着不规律了，经过检查后又不是怀孕，于是就想是不是吃叶酸会导致月经推迟呢？其实吃叶酸是不会影响月经的。女性如果出现月经推迟，首先需要用验孕试纸检查看是否怀孕，排除怀孕可能后，应考虑是月经不调的情况，查找引起月经不调的原因。此外，对于备孕女性或孕早期女性来说，补充叶酸是必要的。

多吃水果，生出来的宝宝是不是就皮肤白嫩？

马大夫答： 多吃水果，能够补充维生素，让肌肤变得白嫩，因此有些人把它延伸了，认为备孕女性多吃些水果，以后宝宝的皮肤也会白白嫩嫩的。其实，这是没有科学道理的。

有些水果含糖量较高，过量摄入不仅会增肥，而且会增加肾脏负担。但水果可以为人体补充丰富的营养，备孕女性根据自己的情况，每天吃200～350克的水果，肯定是利大于弊的。

我生了女儿后置入了避孕环，但不小心又怀上了，能不能要？

马大夫答： 带环怀孕的胎儿半数会流产、早产，甚至胎死腹中。如果环套在胎儿的颈部、体部、四肢等，还可能造成畸形；如果环已经脱落或位于胎囊外，则不会有太大影响。

一般认为，带环怀孕应该尽早检查，了解环与胎儿的关系，了解对胎儿可能的风险，并定期检查环的位置和胎儿的发育情况。

PART 8

孕前1个月
为怀孕做足准备

在温馨的环境下受孕

扫一扫，听音频

问卷调查：你的生活方式是否健康

下面的问题，回答"是"的记1分。

1. 如果你是女性，是否每天饮白酒 50 毫升以上？如果你是男性，是否每天饮白酒 70 毫升以上？ □是□否

2. 你是否经常突然暴饮？ □是□否

3. 你或你的爱人吸烟吗？ □是□否

4. 你每周在家做饭的次数少于 3 次吗？ □是□否

5. 你每天都想吃甜食吗？ □是□否

6. 你晚上入睡是否困难，一旦醒来，再次入睡也很困难？ □是□否

7. 你的手机是否时刻开机，你是否发现自己很难与周围人短时间内脱离联系？ □是□否

8. 你每周运动少于 3 次吗？ □是□否

9. 你每周都工作超过 50 小时吗？ □是□否

10. 你经常夜晚甚至周末都在工作吗？ □是□否

11. 你对你的经济状况担忧吗？ □是□否

12. 你在一周刚开始的时候会感觉到恐惧吗？ □是□否

13. 你很少有时间去见你的朋友和家人吗？ □是□否

14. 你是否很难在目前的日程中给自己放几天假？ □是□否

15. 你每天晚上睡眠时间少于 7 小时吗？ □是□否

0 ~ 4 分	你的生活方式是非常健康的，基本不影响生育。
5 ~ 8 分	你的生活方式可能正在影响你的健康和生育，虽然不是很明显。建议你做出一些改变，以提高受孕概率。
9 ~ 12 分	你的生活习惯中只有很少一部分是健康的，你应该好好反省一下了，什么才是对你和你的家庭最重要的。越早做出改变，效果就会越早显现出来。
13 ~ 15 分	你的健康和生育已经受到不良生活方式的影响了，需要彻底做出改变。如果你已经有了改变的决心和计划，为时不晚。

打造舒适的、利于优生的家居环境

好的家居环境不仅对女性的健康有利，还关系到是否能够顺利怀孕以及怀孕后胎儿是否能健康成长等问题。因此，计划怀孕的夫妻必须要拥有一个舒适的家居生活环境。

• 空气要清新

备孕夫妻不适宜在新装修的房子里怀孕，装修后不要急于入住，最好通风 2 ~ 3 个月。装修和购买家具时要选择合格产品。要注意室内通风，保持居室内空气清新。

马大夫 好孕叮咛

新装修的房子不宜马上入住

新装修的房子会散发出甲醛等有害气体，不仅对人体有危害，而且容易造成孕妇流产或胎儿畸形等。最好通风去味 3 个月左右后，再找专业人士测试一下甲醛是否超标，在正常范围之内再入住。

• 房间布局要合理

房间的整体布局要以舒适为原则，空间不一定很大、很宽敞，但要科学合理地设计。可以选择环保材料将房间装饰得舒适、温馨，色彩要明亮、柔和，房间要收拾得干净、整洁，家具摆放要合理。合理的布局能够让生活更加舒适，心情更加愉悦，感情也会更好，从而有利于孕育宝宝。

• 居室内的温度和湿度要适宜

一般居室内的温度保持在 18~24℃，湿度保持在 40%~50% 为佳。温度过高或过低都会引起人的情绪波动，使人烦躁不安或抑郁，从而间接影响排卵或卵泡成熟。室内过于干燥会使人口干舌燥、焦虑不安、心情烦闷等，同样会影响健康及排卵，不利于妊娠。

• 适宜摆放在室内的植物

白掌、吊兰、芦荟、常春藤、富贵竹、绿萝、仙人掌、君子兰、文竹、橡皮树、鸭脚木、铁线蕨等植物，摆放在居室内能够吸附居室中的灰尘、清除人体呼出的废气，还能过滤甲醛、苯、丙酮、二氧化碳、二氧化硫、一氧化碳等有害物质，减少电磁辐射，降低患病概率。

不用过于排斥电子产品

备孕期间，不用过于排斥电子产品，日常生活中经常用到的电脑、手机、微波炉等，都是非电离辐射，正常使用一般不会对胎儿造成影响。

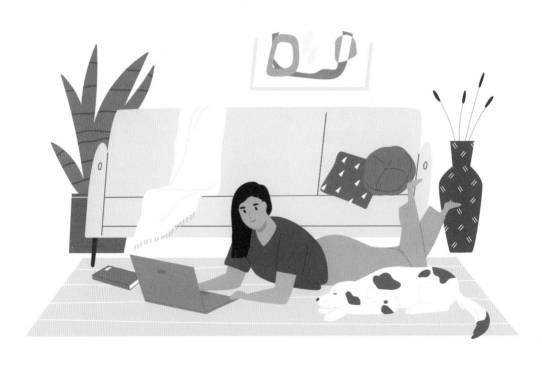

孕前 1 个月饮食方案

扫一扫，听音频

多吃些能提高生育能力的食物

据报道，有些食物能够减少与生育有关的疾病。虽然从科学上来讲，没有一种食物能够保证提高生育能力，但是以下食物对健康有益，计划怀孕的夫妻可以有意识地补充。

• 增强体质的食物

含有维生素和矿物质的食物能够增强体质，对生育是有好处的。日常可适当多吃新鲜蔬果，如石榴、香蕉、无花果、红枣、菠菜、番茄等，此外杏仁、牡蛎、菌藻类食物等也可常吃。

• 提高精子、卵子质量的食物

精子及卵子容易受自由基的损伤，富含黄酮的食物可以对其起到保护作用。黄酮是一种植物色素，它的存在使得水果呈现出不同的颜色，而且它本身有潜在的抗氧化能力，可以减轻自由基造成的损伤。富含黄酮类物质的食物有蓝莓、葡萄、橙子、桃子、李子及番茄等。

• 有利于精子生成的食物

对于男性来说，某些营养素如锌和维生素 C，对于提高精子数量及精子质量具有重要作用。锌主要来源于贝类、坚果、蛋类、鱼、瘦肉等；维生素 C 主要来源于新鲜蔬果，如橙子、猕猴桃、鲜枣、梨等。

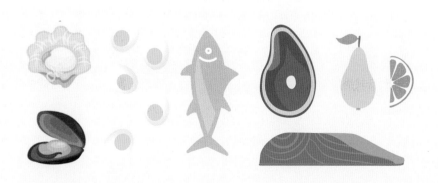

找准排卵日，
让好孕如期而来

扫一扫，听音频

基础体温测量法找排卵日

孕激素对女性的体温具有调控作用，而且其本身比较复杂，总是在不断变化着，所以基础体温会出现波动。正常女性的基础体温以排卵日为分界点，呈现前低后高的状态，即双相体温。

基础体温测量法就是根据女性在月经周期中呈现的双相体温来推测排卵期的方法，从月经来潮第一天开始，坚持每天按时测量体温。一般情况下，排卵前基础体温在36.6℃以下，排卵后基础体温上升0.3～0.5℃，持续14天。从排卵前3天到排卵后3天这段时间是容易受孕期，可作为受孕计划的参考。

• 测量体温的注意事项

1.用来测量基础体温的体温计，刻度最好能精确到0.05～0.1℃。

2.晚上睡觉前把体温计的标示甩到35℃以下，放置在床边容易拿取、夜里翻身也不会碰到的地方，且体温计周围不能有热源。

3.第二天早上醒来时先不要翻身、伸懒腰、起身、上厕所等，而要把体温计放入口中，静卧5分钟后取出来记录温度。

4.经常倒班、上夜班、不能睡整夜觉的女性，可以将某一次睡眠满6小时后醒来时测量的体温数值作为基础体温。

• 记录基础体温的注意事项

1.用体温计测量体温后，在图表内的相应位置处画上圆点"●"标记，一个月经周期结束后，把各小圆点用线段连接起来，即为基础体温曲线。记录时间为从月经第一天起到下次月经开始的前一天。

2.月经期间要注意观察并记录月经量。经量适中、正常时，用1个"×"标记；经量较多时，记"××"；经量特别少时，用"、"标记。

3.同房时，在体温圆点外加一个圆圈，标记为"☉"。另外，如果能达到性高潮，在☉上方加"↑"标记；有性兴奋但达不到高潮时，在☉上加"—"标记；如果感觉性冷淡，则在⊙下方加"↓"标记。

4.在接近排卵期时，要特别留意阴道分泌物的情况，量多如流清涕、透明、拉丝长度大于5厘米时，用"＋＋＋"在"备注"栏内相应位置做标记；拉丝长度为3～5厘米时，标记"＋＋"；量不多且混浊、拉丝长度小于3厘米时，用"＋"标记。

5.有失眠、感冒、腹痛、阴道出血等特殊情况时，在"备注"栏内加以说明。

6.接受检查、治疗或服药时，宜在"备注"栏内相应位置处做记录，在小方格中加"↑"表示开始，加"↓"表示结束。

• **有排卵的基础体温曲线图**

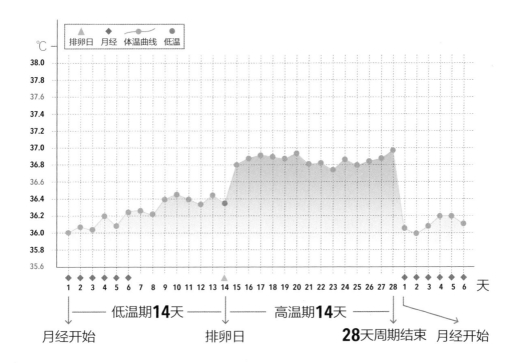

注：根据基础体温曲线图可以对排卵日做出比较正确的判断。在体温从低温向高温过渡的时候，会出现一个低温，一般情况下，这个低温的出现往往就是在排卵当天。

• 基础体温曲线呈双相也有误导情形

基础体温曲线呈双相，并不能说明一定发生了排卵。在以下两种情况下，即使没有排卵也会有孕激素产生，从而造成基础体温曲线呈双相的假象。

（1）直径小于 15 毫米的小卵泡黄素化。

（2）直径大于 20 毫米的大卵泡不破，未破卵泡黄素化。

前一种情况是卵泡到了直径 15 毫米左右不长了；后一种情况是卵泡继续长下去，到了直径 20 毫米以上都不排卵。这两种情况都能使孕激素升高，使基础体温曲线表现为双相性。

在基础体温曲线呈双相的女性中，出现上述误导的比例为 13%～44%，因此基础体温曲线呈双相不能作为判断排卵与否的唯一标准。

• 基础体温曲线呈单相者也有排卵

基础体温曲线呈双相不能作为排卵的唯一证据，单相体温也不能作为没有排卵的证据。

在大多数情况下，单相体温的确表示没有排卵，但临床发现，这并不是绝对的。体温的变化是由于孕激素水平的波动刺激了体温调节中枢，使基础体温升高或者降低。但是有些女性的体温调节中枢对孕激素的反应并不敏感，虽然孕激素发生波动，但体温没有明显的升降。

因此，单凭基础体温曲线来判断是否排卵并不准确。要确切知道是否排卵，还要同时使用其他方法。

宝石妈
经验谈

备孕神器让你"一播就中"

我备孕时在手机上安装了备孕软件，它可以全面管理你的"大姨妈"，非常贴心。只要记录下你的月经周期、基础体温，就可以轻松帮你找准排卵期（排卵日），安排最佳同房时机。

很多备孕软件还有"老公版"，它会把你备孕的状况反馈给丈夫，让他在"大姨妈"来时对你百般呵护，痛经难忍时对你悉心照料，更能在排卵期与你共谋"造人"大计。赶快下载一个吧！

日程表法找排卵日

大部分女性的排卵时间是在下次月经前 12～16 天（平均 14 天）。因此，可以从下次月经的大概开始日期向前推 14 天来预测排卵日。这种方法比较简便，但误差较大，因此我们推荐使用它的改良方法。

- **计算公式**

> 易孕期第 1 天＝最短一次月经周期天数－18 天

> 易孕期最后 1 天＝最长一次月经周期天数－11 天

在用这个公式计算之前，需要你连续 8 次观察、记录自己的月经周期，掌握自己月经周期的最长天数和最短天数，代入以上公式得出的数字分别表示"易孕期"的开始和结束时间。

月经周期的天数是指从此次月经来潮的第 1 天到下次月经来潮的第 1 天所历经的天数。

例如，某女性前 8 个月的月经周期最长为 30 天，最短为 28 天，代入公式为：

> 易孕期第 1 天：28 天－18 天＝10 天

> 易孕期最后 1 天：30 天－11 天＝19 天

说明这位女性的"易孕期"开始于本次月经来潮的第 10 天，结束于本次月经来潮的第 19 天。

如果通过观察，发现你的月经很规律，如均为 28 天 1 次，那么你可将月经周期的最长天数和最短天数都定为 28 天，代入公式，计算出你的"易孕期"为本次月经来潮的第 10～17 天。找出"易孕期"后，如果想怀孕，可以从"易孕期"第 1 天开始，每隔一日同房 1 次，会极大地提高受孕率。

宫颈黏液法找排卵日

宫颈黏液法是澳大利亚的比林斯医生的研究所得。它是根据宫颈黏液分泌的理化性质改变来观察排卵发生时间的一种方法。

- **宫颈黏液的周期性变化**

宫颈黏液由子宫颈管里的特殊细胞所产生，随着排卵情况和月经周期的变化，其分泌量和性状也跟着发生周期性变化。

平日，白带呈混浊黏稠状，量也不多。但是在月经中期接近排卵日时，宫颈内膜腺体细胞分泌功能趋于旺盛，白带明显增多，呈蛋清状，稀薄透明。这是女性为迎接精子进入子宫而铺设的"红地毯"。精子没有双脚，只有一条尾巴，只能靠摆动尾巴游泳前进，于是女性就在主要通道上布满了液体，帮助精子顺利通过。所以，当你觉得分泌物明显增多，并且可以拉成长丝时，意味着排卵日马上要到了。

• 宫颈黏液的三种类型

在一个月经周期中，宫颈黏液先后出现不易受孕型、易受孕型和极易受孕型三种。

1

不易受孕型宫颈黏液

这种黏液出现在月经干净后，持续3天左右。这时的宫颈黏液少而黏稠，外阴部干燥而无湿润感，内裤上不会沾到黏液，不容易受孕。

2

易受孕型宫颈黏液

这种黏液出现在月经周期中的第9天以后。随着卵巢中卵泡的发育，雌激素水平升高，宫颈黏液逐渐增多、稀薄，颜色呈乳白色。这时外阴部有湿润感。

3

极易受孕型宫颈黏液

接近排卵期，雌激素进一步增加，分泌的宫颈黏液含水量多，清亮如蛋清状，黏度最小，滑润而富有弹性，用拇指和食指可拉成很长的丝状，这时外阴部有明显的湿润感。出现这种黏液，在前后24小时之内会发生一次排卵。

卵巢排卵后，黄体形成并产生孕激素，从而抑制宫颈细胞分泌黏液，所以宫颈黏液又变得少而黏稠，成为不易受孕型宫颈黏液，直到下次月经来潮。下一个月经周期中，宫颈黏液又再次重复上述变化。

• 观察方法

1.观察宫颈黏液，需要每天数次，一般可利用起床后、洗澡前或小便前的机会，用手指从阴道口取黏液，观察手指上黏液的外观、黏度，并用手指做拉丝测试。

2.重点观察黏液从黏稠变稀薄的趋势，一旦黏液能拉丝达数厘米时，就可定为处于排卵期了。

马大夫
好孕叮咛

排卵前宫颈会分泌出黏液

女性的排卵是一项重大的生理活动。在排卵前性腺就开始活跃起来。排卵发生前雌激素会达到一个高峰（200~500pg/ml[①]），这时宫颈在雌激素的作用下会分泌出大量蛋清状含水量十分丰富的黏液，可以拉成长丝。

———————

① pg/ml，即皮克/毫升。1皮克＝10^{-12}克。

注意事项

1. 观察宫颈黏液前，一定要将手洗干净。

2. 观察宫颈黏液的前一天晚上最好不要同房，这样观察的结果会更加准确。

3. 对宫颈黏液的观察需要 2～3 个月的练习，才能判断得比较准确。

4. 阴道内宫颈黏液的变化受多种因素影响，如阴道内严重感染、冲洗阴道、存在性兴奋时的阴道分泌物、存在同房后黏液、使用阴道内杀精子药物等。因此，观察宫颈黏液前要先排除这些因素。

5. 判定白带性状时要与各种阴道炎引起的病理性白带增多相区别，后者可呈黄脓性、块状、黄色肥皂水样，常有臭味，还可伴有外阴奇痒等症状，需要就医治疗。

6. 宫颈黏液法也适用于月经不规律的女性掌握自己的排卵期。

• 白带出现拉丝后会在哪天排卵

排卵时间不是固定值

白带出现很长的拉丝后，排卵时间因人而异，有的人雌激素高峰出现在排卵的前 1 天，有的人出现在排卵的前 3 天。如果润湿期较长，要在润湿期的最后一两天同房。在润湿期还要用排卵试纸来确定是否排卵，因为雌激素的高峰会诱导黄体生成素（LH）峰值的出现。只有出现了 LH 的脉冲，才会真正触发排卵。

特殊情况的发生

润湿期已经过了，而强阳性仍然没有出现。这表明雌激素正反馈诱导 LH 高峰失败，女性的性腺轴出现了障碍，导致排卵没有发生。

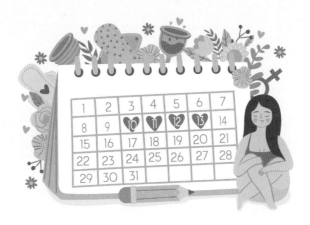

通过 B 超监测找排卵日

B 超监测排卵最为直观，可以看到卵巢内有几个卵泡在发育，大小如何，是不是已经接近排卵时间等，但不能确定卵子是否一定会排出。

• 如何选择 B 超监测的时间

在几种 B 超监测方式中，以阴道 B 超最为准确。通常第一次去做 B 超监测的时间可选择在月经周期的第 10 天，也就是说从来月经的第 10 天到医院去监测。

• 如何通过 B 超推算出排卵日

卵泡的发育是有规律可循的。经过大量统计得出，排卵前 3 天卵泡的直径一般为 15 毫米左右，前 2 天为 18 毫米左右，前 1 天达到 20.5 毫米左右。这样便可以通过 B 超监测卵泡的大小来推算出排卵日了。

• 特殊情况的发生

有的人卵泡发育到一定程度后，不但不排卵，反而萎缩了；有的人卵泡长到直径 20 毫米以上仍不排卵，继续长大，最后黄素化了。出现这些情况都是不正常的，需要治疗。

通过排卵试纸找排卵日

先通过日程表法（见第 159 页）推算出易孕期，然后在此期间使用排卵试纸进行测试即可。

• 使用方法

用洁净、干燥的容器收集尿液。持排卵试纸将有箭头标志线的一端浸入尿液中，液面不可超过试纸的最高线（MAX 线），约 3 秒钟后取出平放，10～20 分钟观察结果，结果以30 分钟内阅读为准。

马大夫
好孕叮咛

排卵试纸用来检测LH高峰

卵泡是在促卵泡激素（FSH）和黄体生成素（LH）的共同作用下发育成熟的。在排卵前的24小时内，LH会出现一个高峰，排卵试纸就是用来检测这个高峰的。

• **结果判定**

阳性	在检测区（T）及控制区（C）各出现一条色带。T线与C线同样深，预测48小时内排卵；T线深于C线，预测14～28小时内排卵。
阴性	仅在控制区（C）出现一条色带，表明未出现过黄体生成素（LH）高峰或峰值已过。
无效	在控制区（C）未出现色带，表明检测失败或检测条无效。

宝石妈
经验谈

验尿经验分享

我曾经有过多次失败的验尿经历，现在总结一下个人的经验，希望众姐妹不要和我当初一样迷茫了。

1. 收集尿液的最佳时间为上午10点至晚上8点，一定要避开晨尿。尽量采用每天同一时刻的尿样。
2. 每天测一次，如果发现阳性逐渐转强，就要增加检测频率，最好每隔4小时测一次，尽量测到强阳性，排卵就发生在强阳转弱的时候，如果发现快速转弱，说明卵子要破壳而出了，要迅速识别强阳转弱的瞬间。
3. 收集尿液前2小时应减少水分摄入，因为尿样稀释后会妨碍黄体生成素高峰值的检测。

通过排卵期出血和排卵痛找排卵日

在女性生殖期，由于受激素的影响，卵泡逐渐发育成熟，卵泡中充满液体，随着压力的增加向卵巢表面膨出。当压力大到一定值时，卵泡破裂，卵子排出，此时常伴有极轻微的出血。当出血刚好正对着腹膜（一层环绕腹腔的坚韧薄膜），就会刺激腹膜，产生隐隐约约的疼痛，称之为"排卵痛"。这种疼痛的感觉提示你排卵正在发生，是同房的最佳时机。

当然，不能完全依靠这种疼痛感觉来确定排卵日，因为女性的腹腔内集中了很多器官，不能确定轻微的疼痛一定是排卵痛；而且不是每个人都会有排卵痛，也不是每次排卵都会有排卵痛。因此，通过排卵期出血和排卵痛来找排卵日，只能作为一种辅助方法。

排卵是不是发生在白带拉丝最长的那一天？

马大夫答： 这是许多人的疑问。宫颈分泌大量蛋清状透明的能拉成长丝的分泌物，是雌激素到达高峰的结果，而这个高峰有时候在排卵前就开始出现了，就是说，有些女性的白带拉丝现象会持续存在3天甚至3天以上，而真正排卵大约发生在3天以后，即在拉丝现象快结束的时候。所以，千万不要一看到拉丝出现，就认为是排卵日！你必须知道自己白带出现拉丝现象大约有几天的时间，再选择在最合适的那一天同房。

几种方法并用时，如结果出现不一致，应以哪个为准？

马大夫答： 确定排卵日有多种方法，通常都是几种方法配合使用。当依据不同的方法同时察知明显的排卵征兆时，说明排卵基本是肯定的，而且时间也很容易确定，这种情况当然最为理想。但不是每次都会遇到这样幸运的情况。往往依据一种方法测出排卵征兆时，另一种方法却迟迟表现不出任何征兆，尤其是在将基础体温与排卵试纸结合使用的情况下，合拍的时候很少。

由于基础体温测定的时间范围太宽，在排卵前后3天都有可能出现低点，因此很难说低温日就是排卵日。而排卵试纸指示的高峰，有90.9%的人集中在排卵前一天出现，4.5%的人在排卵当天出现，显然它的精确度要高得多。所以当几种方法出现不一致时，应以精度高的方法为准。

PART 9

孕前1周
进入冲刺期，
"幸孕"随时来敲门

孕前一周为受孕
准备好环境

扫一扫，听音频

尽量安排在家中受孕

受孕最好在家中进行，因为家里比较安静、卫生，夫妻对家庭环境又比较熟悉，能够更加放松，有利于优生。

避开"黑色"受孕时间

• 蜜月期

新婚前后，男女双方都为婚事操办、礼节应酬而奔波劳累，体力消耗很大，从而降低了精子和卵子的质量。此外，新婚蜜月期性生活频繁，这也会影响精子和卵子在子宫内的着床环境，不利于优生。

• 旅途中

旅行途中颠簸劳累，生活起居没有规律，饮食失调，营养不足，睡眠不够，大脑皮质经常处于兴奋状态，会影响受精卵的生长或引起子宫收缩，导致流产或先兆流产，所以不适宜怀孕。

• 炎热和严寒季节

怀孕早期正是胎儿大脑皮质初步形成的阶段。高温酷暑时，准妈妈妊娠反应剧烈、食欲不佳，会造成机体消耗量大，从而影响胎儿的大脑发育。另外，严寒季节时，女性多在室内活动，新鲜空气少，接触呼吸道病毒的机会增多，容易患上感冒而影响胎儿的正常发育。

• 饮酒后

如果女性饮了较多的酒，最好在停止饮用 1 个月后再受孕，否则酒精会对生殖细胞造成损害，从而影响胎儿的正常发育。

受孕具体实施过程

1. 预先测算好排卵时间。
2. 提前做好准备，共同操持家务，注意休息，保持体力。
3. 想办法放松心情；保证早睡早起，作息规律；夫妻一起晨练；一个人的时候听听音乐；闲暇时泡个澡放松自己。
4. 加强营养，多摄入富含优质蛋白质的食物，如鱼类、瘦肉类、蛋类、奶类等。
5. 同房时，选择气候宜人、空气清新的时候，把房间收拾得整洁、清爽，营造温馨、浪漫的气氛，加强感情交流，提高夫妻性爱的质量。

排卵期前减少性生活的次数

一般来说，育龄女性在每个月经周期中只排一个卵子。因此，每个月最容易受孕的时间仅仅为排卵前 1~3 天及排卵后 1~3 天。可见，正确地掌握女性易孕期是夫妻生育的关键。

但社会上众多的夫妻对这个问题存在着两种截然不同的心态。第一种认为既然一个月只排 1 次卵，其他时间不能受孕，那么，应该在每月的排卵期过 1 次性生活，其他时间可以养精蓄锐。第二种则认为估计的排卵时间恐怕不准确，为了把握受孕机会，要进行频繁的性生活，几乎每天 1 次，以期受孕。其实，这两种想法都不对。

因为性生活频率过低，精子储藏时间过长，会出现部分老化或失去活力。女性每月仅排卵 1 次，卵子的受精活力也仅能保持十几个小时的高峰时间，低频率的性生活很容易错过这个宝贵而短暂的受孕机会。备孕夫妻应该在排卵期前相对减少性生活的次数，养精蓄锐，增强精子和卵子的生命力。

一定要重点看

学点助孕法，让好孕事半功倍

扫一扫，听音频

选择最佳体位，让精子更顺利地进入子宫

•子宫前位的同房方式

对于子宫前位的女性来说，合适的同房方式是男方俯卧在女方身体上，面对面进行。为了增加受孕机会，同房后女方可在臀下垫个枕头，使骨盆向上方倾斜，这样宫颈就正好浸在"精液池"中，保持该姿势1小时即可。

•子宫后位的同房方式

对子宫后位的女性来说，同房方式可采用后入式，即男方从女方的后方进入。同房后女方可采用俯卧式，在腹部下垫个枕头，这样宫颈也正好浸在"精液池"中，保持该姿势1小时即可。

但无论是子宫前位还是子宫后位，同房姿势都不能采用骑乘式和坐姿，否则容易造成射精后精液外流，怀孕的可能性相对减少。

一次完美的性爱能提高命中率

同房时，如果夫妻双方均处于最佳状态，即男女双方的体力和性欲都处在高潮时，是最佳的受孕时机，有利于优生。

在性和谐中射精，精子的活力旺盛，精液中的营养物质和能量充足，能促使精子及早与卵子结合。女性在达到性兴奋时，阴道酸碱度会发生变化，pH值升高，有利于大量精子向女性子宫内游动。由于上亿个精子中只有一个最强壮且带有优秀遗传基因的精子才能够成功与卵子结合，因此参与竞争的精子越多，孕育出高智商下一代的可能性越大。所以，夫妻双方应注意性生活的质量，争取在同时进入性高潮的时机受孕。

168

宝宝给妈妈带来的甜蜜信号

扫一扫，听音频

困乏劳累

如果你此时已经怀孕了，那么，你会容易感到劳累，睡眠也有所增加，这是激素变化造成的。

白带增多

怀孕时白带开始增多。如果白带太多，可能伴有阴道炎症。如果白带中带有血丝或点状出血，要向医生咨询。

呕吐

怀孕之后很明显的反应就是呕吐。可能你会对某些气味特别敏感，或者特别讨厌某些食物。

基础体温上升

一般来说，排卵前基础体温较低，排卵后基础体温会升高，并且会持续2周左右，如果高温状态持续3周以上，基本上就可以确定为怀孕了。

停经

对于月经周期稳定的女性来说，如果月经推迟1周以上，基本可以推测为怀孕了。但也有环境变化或精神刺激因素引起月经推迟或闭经的可能。

有的准妈妈会有乳房硬硬的感觉，乳头颜色会变深，乳房变得很敏感，碰触下有可能引起疼痛。不过大多数准妈妈可能会没什么感觉。

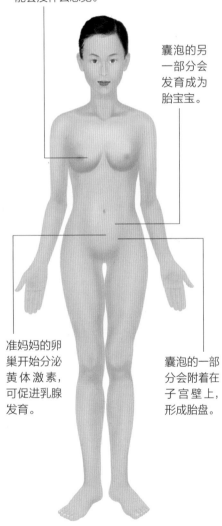

囊泡的另一部分会发育成为胎宝宝。

准妈妈的卵巢开始分泌黄体激素，可促进乳腺发育。

囊泡的一部分会附着在子宫壁上，形成胎盘。

"中标"后准妈妈的身体变化

确认怀娃的 4 种方法

扫一扫，听音频

验尿
准确率 99%

经常在电视剧里看到的情景，嗯，没错，这是最常用的方法。可以在家用验孕试纸检测，一般药店都有售。一般受精后 14 日，就可以测出来了，孕早期最好使用晨尿测试。一定要按照说明书操作，是把试纸插到尿液里，不是把尿液泼到试纸上。不管第二道线显不显，只要有印儿，就有 99% 的可能是怀孕了。要是显了，建议保存一下。如果没有，过几天再试。不需要买最贵的验孕试纸，用不着。因为它们的原理是一样的，如果便宜的没显，贵的也不一定显，或者贵的显了，再找根便宜的测，结果也是一样的。

基础体温
需要一直坚持测

排卵后的基础体温要比排卵前高出 0.5℃左右，并且高温持续 12 ~ 14 天，直至月经前 1 ~ 2 天或月经第 1 天才下降。如果继续测试 5 ~ 10 天，基础体温一直没有下降，即可判断可能已经妊娠。

B 超
一般很少做

如果仅仅是为了确认是不是怀上了，不建议去做，因为通常胚胎要大于 45 天，B 超才能测出来。但为了排除宫外孕，确认怀孕 45 天后很有必要去做一下。

验血
准确率 100%（不用空腹）

这是最准确的方法，卵子受精后 7 日即可在血清中检测出人绒毛膜促性腺激素（HCG），一般是采静脉血。要是想快点确定，去医院验个血是第一选择。这样你还可以及时知道体内的激素水平是否正常，是不是需要打针吃药补黄体酮，又添加一道保障。

验孕试纸怎么用最准确

扫一扫，听音频

尿液检测原理

所谓尿液检测，就是利用尿液中所含的 HCG 进行检查。HCG 是准妈妈体内分泌的一种激素，这种激素存在于尿液及血液中。一般的验孕棒或验孕试纸就是利用装置内的单株及多株 HCG 抗体与尿液中的抗原结合呈现一定的反应，从而判定是否怀孕。

同房后多久能用试纸测出是否怀孕

验孕试纸的有效测试时间与女性体内所含的人绒毛膜促性腺激素（HCG）水平有关，如果 HCG 含量低，常常可能检测不出怀孕或者仅呈弱阳性而不易判断。一般对于月经周期比较稳定的女性来说，在同房之后且月经推迟 6 天以后，就可以用验孕试纸来检测是否怀孕了。如果月经推迟 11 天以上，就可初步判定是怀孕了。

验孕试纸的使用方法

在使用验孕试纸前，务必仔细阅读包装盒上的所有说明，有些验孕试纸可能会指定必须用当天早上的第一次尿液，测试时请勿超过 MAX 线。使用方法如下。

1. 用洁净、干燥的容器收集尿液。最好用早晨的第一次尿液。

2. 将试纸条上有箭头标志的一端浸入装有尿液的容器中，约 3 秒后取出平放，30 秒至 5 分钟内观察结果。

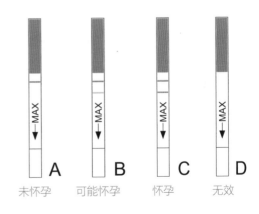

C 试纸上有"中队长"的符号。恭喜你，怀孕了！

● **测试结果**

结果	具体表现
阳性（+）	出现两条紫红色条带。一条位于测试区（T）内，另一条位于质控区（C）内，表明已怀孕
阴性（-）	仅质控区（C）内出现一条紫红色条带，在测试区（T）内无紫红色条带出现，表明未怀孕
无效	质控区（C）内未出现紫红色条带，表明操作过程不正确或试剂条已损坏或变质

验孕试纸为什么会呈现弱阳

如果验孕试纸测到弱阳性（T线颜色很淡），先不要高兴太早，这可能是假阳性。未孕的女性体内HCG值可以忽略不计，但是有一些因素，比如在黄体期进行激素治疗时注射过HCG针剂等，可以导致HCG值升高。

因为怀孕初期的HCG值有高有低，所以验孕试纸呈弱阳性也可能是怀孕。为了得到一个准确的结果，可以过两天再测一次，或者直接去医院做进一步检查。

马大夫
好孕叮咛

正规品牌的验孕试纸准确率为99%

排卵是在月经周期的第14天左右，假设此时受精成功了，那么受精卵要产生HCG最快需要六七天，而HCG真正开始大量分泌是在受精卵着床后。

现在的验孕试纸灵敏度提高了，一般月经推迟2~3天就能测出结果。

使用验孕试纸的注意事项

1. 尽量采用早晨的第一次尿液进行检测，因为这个时候的激素水平最容易检测出来。实在不行的话，要保证尿液在膀胱中起码存有4小时再用来检测。
2. 不要为了增加尿液喝过多的水，这样会稀释激素水平。
3. 在检测之前要仔细阅读说明书，准确按照每个步骤去做。
4. 一些药物可能会影响测试结果，所以一定要仔细阅读说明书。
5. 如果是宫外孕，验孕试纸检测不出来。要确认检测结果，就一定要去医院。

意外怀孕怎么办？
要还是不要

扫一扫，听音频

做完 X 射线检查后发现怀孕怎么办

不少女性在做完 X 射线检查后发现自己怀孕了，因此很担心。放射线的影响主要取决于接受的剂量和时长。

放射线的剂量	对胎儿的影响
剂量小于 0.05Gy[1]	未发现有致畸的证据
剂量大于 0.1Gy	致畸的可能性比较大
剂量大于 0.25Gy	会导致小头、弱智及中枢神经系统畸形
剂量大于 1.0Gy	可导致放射病及发育迟缓
剂量达到 4.5Gy	接受者中的 50% 胎儿死亡，存活者可发生恶性肿瘤
照射时间是在排卵 2 周以内	可按照"全或无"定律处理

准妈妈要做好各项检查，及时关注胎宝宝的发育情况才是最重要的。

最好让胎宝宝自己做选择

妊娠期用了药、做了 X 射线检查或者出现其他情况，胚胎会做出正确的选择。也就是说，意外怀孕时，准妈妈让胚胎自己做个选择，就像大浪淘沙，脆弱的胚胎会被淘汰出局，而生命力强的胚胎会成为优良的"种子"。准妈妈不要不分青红皂白就终止妊娠。

---

① Gy，即戈瑞，放射线剂量单位。

马大夫
好孕叮咛

X射线检查禁忌

女性在怀孕、备孕、经期等特殊时期，应对X射线检查有所禁忌。最好不要做乳腺X射线检查，除非有不得已的情况，怀孕和备孕女性应谨慎做这项检查。备孕女性应遵循"十天原则"，即月经来潮后10天内不做X射线检查。备孕女性应在X射线检查半年后再怀孕，以最大限度避免因体检不慎带来的胎儿畸形。做子宫输卵管造影，要在月经干净后5~10天进行（一些专家认为3~7天），检查后3个月内避免妊娠。

孕期注意事项连连看

扫一扫，听音频

孕早期避免性生活

一旦发现好孕来临，最好在孕 12 周内避免性生活，以减少流产的风险。因为妊娠前 3 个月是流产率最高的时期，因此不宜进行性生活。

此时，胚胎正处于发育阶段，特别是胎盘和母体子宫壁的连接还不紧密，此时如果进行性生活，容易造成流产。即使性生活十分小心，性交的刺激也会使准妈妈子宫和盆腔内的器官充血，反射性地引起子宫收缩，容易导致受精卵或胚胎从着床部位剥离出血，从而造成流产。

如果在前 3 个月内做到了避免性生活，那么就可以减少半数以上流产的可能。虽然做到这点有一定的难度，但是即使有难度，还是要理智选择，一切以宝宝为重。

适当做家务和运动

准妈妈平时要做的家务，此时也可以继续做，但是不要搬或者扛太重的东西，也不要取高处的东西，不要让下腹部和腰部持续受力。适当的运动不仅对准妈妈的身体有益，也有利于胎宝宝的发育。准妈妈平时可以散散步、做做孕妇操，以促进血液循环和睡眠，但是不要进行登山、跑步等剧烈运动。

保证充足的睡眠

适当的休息对准妈妈来说非常重要，最好每天睡眠不少于 8 小时，每天有午休。

同时要注意睡眠姿势。孕早期，睡觉时在膝关节和脚下各垫一个枕头，可使全身肌肉得到放松；孕中期以后，采用侧卧位较为适宜，最好是左侧卧位，因为怀孕时的子宫是右旋的；对于只有仰卧才能入睡的准妈妈，可以在后背塌陷处放置一个小枕头，以使腹部放松。

远离病原，控制外出

准妈妈自然是最好不生病，因为一旦生病就会处于两难境地。不去医治，病情会加重，用药治疗，可能会影响胎儿发育。如果是感染了病毒，如流行性感冒、腮腺炎等，就更危险了。虽然不能保证整个孕期不生病，但可以做到远离病原。

容易存在病原的地方，一是人多的地方，二是医院。所以，怀孕期间尽量不要去人多的公共场所，而且除必要的检查外，也不要随意去医院。

此外，孕期要控制外出，尽量避免长时间旅行，尤其是孕早期和孕晚期。如果是无法避免的外出，就需要预先安排好日程，留出足够的时间休息。

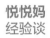

悦悦妈 经验谈

坐飞机要巧打算

孕早期时，长途旅行能免则免，但有些准妈妈公务在身，不得不外出。其实，只要安排妥当，准妈妈也可以愉快旅行。旅行时选择坐飞机对准妈妈来说比较安全，但是乘坐飞机时需要注意两个问题：一个是疲劳问题，另一个是机场的安检问题。

疲劳问题要依靠自己来调节，不能把自己弄得太累，主动权握在自己手里。机场安检是绝对越不过的一个关口，谁也免不了。人要走过一个安全检查门，同时还会有一个手提的仪器把你周身上下扫描一遍。所以当你不得不乘坐飞机时，不妨穿上防辐射衣服，多少会有些保护作用。

谨慎用药

在美国，按药品对孕妇的影响大小，将其分为五大类：A 类、B 类、C 类、D 类、X 类。X 类是绝对不能用的，A 类是安全的。虽然中国还没有做出这样的分类，但医生们通常都是心中有数的。所以，准妈妈如果去看病，一定要先对医生声明"我已经怀孕了"，以免错用药品。同时，准妈妈自己也一定要做到心中有数，不必记住所有禁用的药品，只要记住几种可以使用的药品就够了，它们是：青霉素、红霉素、胰岛素、硫酸镁。这几种药均属于美国药品分类法中的 B 类，已经做过大量动物试验，没有致畸作用，是基本安全的品类，但需要在医生指导下使用。

避开异味

空气本身是无色无味的，一旦闻到空气中有异常味道，就要提高警惕，防止吸入不良物质。比如，办公室重新装修，空气里弥漫着油漆溶剂的味道；马路上汽车排出刺鼻的尾气……不管闻到何种异味，都应当设法避开。

验孕试纸出现误差是什么原因造成的?

马大夫答: 验孕试纸偶尔也会出现误差，常见的原因有:

1. 验孕试纸不够灵敏。已怀孕，但验孕试纸显示没有怀孕，这种情况便是验孕试纸不够灵敏造成的。可能是因为验孕试纸过期或质量有问题。未怀孕，但验孕试纸显示已怀孕，是因为验孕试纸太灵敏。各种验孕试纸都是在测试体内的人绒毛膜促性腺激素（HCG）。HCG存在于每一个人体内，只是量较少。有些试纸因为太灵敏，即使量少也可能呈现阳性，造成怀孕的假象。

2. 检验时间。太早验与太晚验都可能使检验结果不正确。有些女性在同房后两三天就验孕，往往验不出。有些女性则在怀孕一段时间后才验，但是因为HCG值会随着怀孕周数增加而增加，如10周后HCG值可能达到10万以上，而一般的验孕试纸在超过一定的数值后就验不出来了。所以，最好应在月经推迟2~3天验孕。

同房时有性高潮，生男孩概率大吗?

马大夫答: 民间流传着各种各样的"生男秘籍"，"同房时有性高潮生男孩的概率就比较大"是广为流传的一个说法，但这个说法是没有科学依据的。生男生女，主要取决于跟卵子结合的精子。如果精子中的性染色体是X染色体，就是女孩;如果是Y染色体，就是男孩。但是一次射精有几亿个精子，最后究竟是哪个精子与卵子结合，是一个随机性的问题。

关于生男生女这个问题，备孕夫妻还是要顺其自然，来的那个小天使就是和你们最有缘的。

PART 10

努力很久还未好孕

试试人工受孕

什么情况下算不孕不育

什么是不孕不育

对于拥有规律的性生活、年龄在 25 岁左右的正常夫妻来说，每月大约有 1/5 的机会怀孕。约有 90% 想要孩子的夫妻会在 1 年内最终受孕，另外 10% 不能怀孕的夫妻就被称为不孕夫妻。

> **马大夫好孕叮咛**
>
> **不要轻易给自己贴上"不孕"的标签**
>
> 不孕不育症的诊断有明确规定：夫妻未采取避孕措施，规律地进行性生活，如果 1 年内未孕，才会诊断为不孕症。有的备孕夫妻尝试 3 个月未孕，就不淡定了，开始去医院看不孕专家。备孕的夫妇要保持平和的心态，放松心情，相信宝宝一定会来的。

不孕和不育的区别

不孕和不育是有区别的。不孕主要是由于精子或卵子的异常、生殖道的障碍使精子与卵子不能相遇、结合或着床。不育是指有过妊娠，但均以流产、早产、死胎或死产而告终，也就是精子与卵子已结合，在子宫内膜着床后，因胚胎或胎儿生长障碍、娩出障碍或新生儿死亡而导致不能获得存活的婴儿。有时，不孕和不育是很难区分的，常被笼统地称为不孕症。习惯上，把女性病因引起的不孕称为女性不孕症，男性病因致配偶不孕者称为男性不育症。

不孕症的诊断年限

有关不孕症的诊断年限，国内外的妇产科专家尚未有统一意见。以往，国内外曾以 3 年为限，近年来，这个年限趋于缩短。受结婚及生育年龄的后延以及环境因素的影响，世界范围内的不孕人口都在增加。为了临床上早诊断、早治疗，世界卫生组织在 1995 年编写的《不育夫妇标准检查与诊断手册》中规定，不孕症的诊断年限为 1 年。这一规定逐渐得到了妇产科学界的认同。所以，如果想要孩子而 1 年内还没有怀孕，就应该及时就诊。

激素紊乱会阻碍怀孕

扫一扫，听音频

性激素协同作用促排卵

性激素对于想要宝宝的女性来说非常重要。正是激素有规律的变化和精确的配合，才促成每月一次的排卵，使怀孕成为可能。育龄女性每个月都会规律地来一次月经，这是子宫内膜因为受到卵巢激素的影响而发生周期性变化的结果。而卵巢功能受垂体控制，垂体的活动受下丘脑的调节，下丘脑又接受大脑皮质的支配。下丘脑－垂体－卵巢被合称为女性的性腺轴。稳定的性腺轴一旦建立起来，它所分泌的性激素会将女性的月经周期分为四个阶段：月经期、卵泡期、排卵日、黄体期。

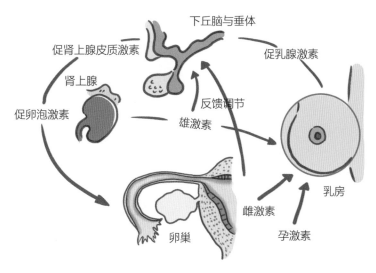

女性身体里的特殊调控系统

利用激素调理身体要顺势而为

在利用激素调理身体时一定要顺势而为：应该低的时候就让它低，应该高的时候让它高；该出现这种激素的时候要帮助它出现，不该出现的时候不要人为地去补充。千万不要反其道行之，乱用激素，破坏其正常的变化规律。把内分泌搞乱了，就不是促进生育，而是变成避孕了。

滴虫阴道炎也会引起不孕

扫一扫，听音频

滴虫阴道炎是由阴道毛滴虫引起的，是一种常见的性传播疾病。滴虫阴道炎可以吞噬精子，并阻碍乳酸生成，杀死阴道中的精子，所以说滴虫阴道炎可能导致不孕。

滴虫阴道炎症状

阴道毛滴虫的潜伏期为 4～28 天，一部分女性在感染初期并无症状，等时间一长，就会感到阴道分泌物增多、外阴瘙痒，并伴有灼热、疼痛、性交痛等症状。阴道的分泌物为稀薄脓性、黄绿色、有臭味。如果合并尿道感染，可伴有尿频、尿痛症状，甚至还会出现血尿。

治疗期间每次月经后复查

滴虫阴道炎经常会在月经后复发，因此每次月经结束后要复查阴道分泌物。经过 3 次检查，滴虫均为阴性，才能说是治愈。同时要注意外阴清洁，最好每天清洗外阴，同时勤换内裤。为避免重复感染，内裤及洗涤用毛巾要在沸水中浸泡 5～10 分钟，以消灭病原体。不要去公共场所洗澡、游泳。有外阴瘙痒症状时，可用中药外阴洗剂坐浴，不要抓挠，以免外阴皮肤黏膜破损，发生感染。

临床上常用甲硝唑来治疗

甲硝唑是临床上治疗滴虫阴道炎的常用药物，但是甲硝唑会通过胎盘到达胎儿体内，也会从乳汁中排出，孕 20 周前和哺乳期是禁用的，因此，备孕期最好遵医嘱把这个病治好。

输卵管不通怎么治

扫一扫，听音频

女性不孕者中有 20%~30% 是由于输卵管因素所致。输卵管的器质性病变如炎症、粘连或肿瘤导致的输卵管狭窄、阻塞及输卵管痉挛等，常是引起不孕的重要原因。

导致输卵管不通的主要原因
· 输卵管闭塞、输卵管狭窄
· 输卵管炎、输卵管水肿
· 子宫内膜异位症、输卵管伞部拾卵障碍

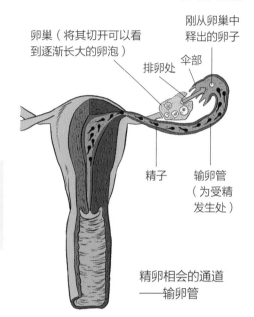

卵巢（将其切开可以看到逐渐长大的卵泡）

刚从卵巢中释出的卵子

排卵处

伞部

精子

输卵管（为受精发生处）

精卵相会的通道——输卵管

如何判断输卵管是否通畅

临床上经常通过输卵管试验了解输卵管是否通畅。

● 常见输卵管通畅试验

试验名称	具体方法及优点
子宫输卵管碘油造影	子宫输卵管碘油造影是通过子宫颈管向子宫腔内注入碘剂，在 X 射线摄片下与周围组织形成明显的对比，使宫腔和输卵管显影，从而了解子宫及输卵管腔道内的情况
超声下输卵管造影	有的女性对某些造影剂过敏，这些女性应该提前和医生说明，在医生指导下选择适合自己的、不伤害身体的造影剂。造影不但能够提示输卵管是否通畅、发现阻塞部位，还可以观察子宫腔的形态
宫腹腔镜联合检查	这种检查可以迅速帮助患者找到不孕的原因，并查看输卵管间有无粘连。联合输卵管通液术，还可以检查输卵管内部是否堵塞和粘连
输卵管镜检查	用输卵管镜为患者检查时，不仅无创伤，而且可以明确判断输卵管疾病出现的原因，从而对输卵管疾病进行治疗

输卵管不畅的治疗手段

治疗手段	治疗目的
通液（通水）	疏通管腔
中药和理疗	促进局部血运，解痉
腹腔镜手术	松解粘连，伞部造口，去除异位的子宫内膜等
输卵管镜插管	去除息肉和碎片，疏通管腔

上述手段中，通液、中药和理疗治疗简便，没有太多不良反应，一般医院都能做；腹腔镜和输卵管镜插管则对设备和医生的经验有一定要求，另外，术后一年再阻塞率为 30%。

• 哪种治疗手段疗效好

究竟采用哪种治疗手段，要看每个人的具体情况。如果是近端不畅，经过通液或手术治疗，有效率约为 50%；如果是远端不畅，根据文献资料统计，有效率约为 25%，同时，异位妊娠率有 5%；如果伞部黏膜形态差，则有效率更低。

• 医生选择治疗手段的依据

医生在面对各种治疗选择时，也常有犹豫。一般来讲，影响医生决策的因素有：患者的具体情况、本医院实施各种技术手段的实力、医生自己的喜好以及患者的要求。医生如果觉得患者输卵管情况还好，年纪也轻，卵巢储备能力尚强，一般会建议先用各种手段治疗输卵管看看再说；如果觉得患者输卵管情况差，且对自己医院的试管婴儿技术水平有信心，那么就会建议患者做试管婴儿。

自测！女性不孕不育的 5 大症状

扫一扫，听音频

备孕女性要注意，很多疾病对女性的生育能力是有影响的，如果你有以下症状，就要提高警惕了。

按压指甲后几分钟仍然很白

所有人按压指甲后指甲都会变白，但如果持续几分钟都没有恢复，就有可能是贫血或缺铁。不少女性，尤其是月经期出血较多者都会贫血，严重贫血者会出现性欲减退的情况，即使怀孕，也有可能影响胎儿发育。

缺铁性贫血的女性应多吃富含铁的食物，也可以在医生的指导下服用铁剂。

私密处毛发疯长

如果大腿内侧的毛发越发浓密，并有向腹部转移的趋势，形状从三角形变为正方形，这有可能预示着患上了多囊卵巢综合征，也许是因体内激素水平失衡，雄激素占了上风所致。

多囊卵巢综合征会刺激毛发生长、扰乱排卵，不少女性会因此而无法正常受孕。一般来说，可以通过服用降糖药物来平衡性激素，以重建排卵功能。

嘴唇容易干裂

嘴唇容易干裂是由于缺水或缺少维生素 A 导致的。缺乏维生素 A 容易导致不孕和胎儿出生缺陷。年轻女性每天推荐摄入 700 微克的维生素 A。除了多吃动物肝脏、胡萝卜外，还可以咨询医生，找到最适合自己的营养补充剂。

手指莫名肿胀

手指无缘无故地肿胀，在排除高盐摄入、服用避孕药等原因后，就要考虑是不是甲状腺功能减退导致的。甲状腺功能减退会影响甲状腺激素水平，导致代谢紊乱，怀孕后会影响胎儿的大脑发育。因此，备孕女性如有此症状需要及时就医。

嘴角出现白色皮屑

真菌感染不仅仅发生在下体，也可能感染口腔，甚至可能从下向上蔓延。如发现嘴角长期有白色皮屑，就应该看皮肤科或全科医生，以明确病因。

备育男性也要积极配合

对于备育男性来说，无非关注两大项，精液是否正常、是否有性功能障碍。男性精液异常或弱精症，指的是男性精子数目少于1500万/毫升，向前移动的精子小于50%，正常精子小于15%。参考标准各大医院稍有差异。无精或死精症患者则无法用自己的精子生育。男性性功能障碍性不育包括心理性、血管性、内分泌及药物引起的阳痿、不射精等。

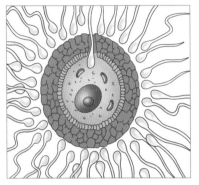

强壮的精子才能与卵子邂逅

导致男性不育的原因

• 生殖器官发育异常

阴茎先天性发育异常，包括先天性阴茎发育不全、隐匿阴茎、无阴茎、小阴茎、异位阴茎等，均因不能勃起而无精液射出，即使勃起，也因其过小而致使不能生育。

尿道的先天性异常，包括尿道上裂和尿道下裂、先天性尿道憩室和狭窄，都会使精子不能输入女性阴道而造成不育。

睾丸先天性异常，包括睾丸缺如、睾丸发育不全、隐睾、异位睾丸等，都因无精子或精子质量低下而导致不能生育。

输精管发育不全而形成的精道梗阻、精囊发育不全或缺如等附属性腺功能异常，也可导致不育。

生殖器的损伤和畸形也可造成不育。

• 生殖系统感染

男性生殖系统可发生急性和慢性感染。急性感染常见的有急性睾丸炎、附睾炎、精囊炎、尿道炎、前列腺炎等，均可因急性炎症的病理变化，使精子的质量与输送通道发生问题而影响生育。

慢性炎症可由急性炎症治疗不彻底而造成，多是因特异性感染所致，如由结核、淋病、梅毒、麻风所引起，因病程长，并多呈增殖样改变，易使精子的生成或输送发生障碍。

• 精索静脉曲张

精索静脉曲张在男性中并不少见，患者有腹部下坠感。此病会影响睾丸功能，与男性不育有着密切关系。

• 内分泌紊乱

下丘脑、垂体、睾丸是调节男性性活动的主要内分泌腺，又被称为下丘脑－垂体－睾丸轴。这三个腺体的任何病变都可能影响男性的内分泌而导致功能紊乱。

• 慢性营养不良

精子的生成与蛋白质、维生素A、维生素D、维生素E及矿物质锌、锰、钙、磷的质与量有密切关系。其中，锌与精子的生长关系最为密切。所以，要多吃瘦肉、鱼、虾、牛奶以及动物肝、肾等食物，来补充营养成分。

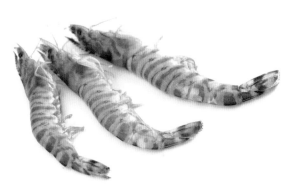

虾含有丰富的优质蛋白质，备育男性适量多吃可促进精子的生成

• 生活因素

1. 长期手淫。过频的手淫容易导致精子数量和精液总量减少，从而造成不育。

2. 其他生活因素。此外，阴囊温度过高、裤子太紧、房事过频、情绪心理因素、久骑摩托车或自行车等均可导致男性不育。

• 其他原因

染色体异常、环境中的有害因素、药物、酒精等都可能影响精子数量和性功能，从而造成不育。

如何检查出男性不育的原因

男性不育的原因很复杂，影响生育的环节比较多，所以，检查起来也比较困难，需要抓住重点，顺藤摸瓜，以达到事半功倍的效果。

• 常规检查

检查项目	检查内容
精液检查	通过镜检，检查精液颜色、精液黏稠度、精液量、精液透明度、精液液化情况、精子活动率、精子活动力、精子数、精子形态等
B超检查	通过阴囊B超检查是否患有精索静脉曲张、附睾炎、附睾结核、睾丸鞘膜积液等；通过B超做腹腔检查，以发现有无慢性前列腺炎等
验血查激素	通过验血，测定性激素、进行各种激发试验等，以便检查是否有生殖内分泌功能障碍
基因检查	检查染色体及基因是否异常等

• 辅助检查，进一步确诊

检查项目	检查内容
询问病史	是否有长时间发热、腮腺炎、睾丸炎、精索静脉曲张、睾丸外伤、隐睾、睾丸鞘膜积液等可能影响生育的疾病；同房时有无不射精及同房频率如何等
全身外观检查	查看体态和外形，看有无女性化表现、向心性肥胖、腹部紫纹、多毛症等皮质醇增多症表现
生殖器检查	查看是否有阴茎发育不良、阴茎异位、小阴茎、包茎、尿道狭窄等
睾丸检查	检查睾丸大小、弹性、硬度等。正常睾丸的体积为15~26立方毫米，如小于11立方毫米，则表示睾丸功能不良
附睾检查	附睾紧贴在睾丸的后外侧，质软、表面光滑、边界清楚。如果附睾肿大、压痛或表面有结节，则多为炎症或结核所致；如果附睾体积小，则多为发育不良

如何提高人工受孕的成功率

扫一扫，听音频

当你已经为自然怀孕做了最大努力却仍不能怀孕的时候，可以考虑寻求人工受孕。如果你已经试图自然怀孕超过 1 年，应该向医生咨询，让医生安排做相关检查，然后根据检查结果以及你的个人意愿来考虑人工受孕的可能。

需要为辅助治疗做哪些准备

如果需要进行辅助治疗，就要做好时间、身体及心理上的准备工作。夫妻二人要沟通好，一起参与；确保你的工作与任何检查、治疗不冲突，避免因忙乱而弄得自己压力很大；饮食要健康，使身体更强壮；每周至少进行 3 次 30 分钟快走，有助于促进血液循环；保持良好的情绪，做好充分的心理准备。

这些问题需要提前向医生咨询

1. 为什么向我推荐这种特殊的治疗方式？

2. 有其他可以选择的治疗方式吗？如果有，为什么别的治疗方式不适合我呢？

3. 我需要吃什么药？这些药的不良反应是什么？

4. 可以预算一下需要多少花销吗？

5. 随后的检查和治疗中还会有更多的花费吗？

6. 我需要做哪些检查？

7. 什么时候开始治疗？

8. 你们将提供什么样的帮助或建议？

9. 如果这项治疗没有作用，我还有别的选择吗？

促排卵，
因人而异、切忌盲目

扫一扫，听音频

什么样的人适合诱导排卵

年龄在 35 岁以下、已经被诊断为因激素不平衡而导致月经不规律的女性，进行诱导排卵是最容易成功的。诱导排卵可以帮助患有多囊卵巢综合征的女性、不能正常产生黄体生成素（LH）从而妨碍卵泡排出的女性，或者是在排卵后的黄体阶段不能产生足够的黄体酮从而无法保证受精卵在宫内顺利着床的女性。

对促排卵药的认识误区

对促排卵药物的使用有两个误区：一种是太轻率，随便使用；另一种是过于慎重，虽然有需要，但是迟迟下不了决心去使用。有些女性为了追求双胞胎，即使自身的排卵功能良好，也要使用促排卵药物，祈求多胞胎的奇迹。相反，有些女性自身存在排卵障碍，本应听从医生的建议，适时地使用促排卵药物，却由于存在过多疑虑，而延误了最佳怀孕时间。

各种促排卵药的作用

药名	具体作用
氯米芬	氯米芬是最常用、最具代表性的诱发排卵的药物，它适用于无排卵，但是体内有一定雌激素水平的女性
HCG （人绒毛膜促性腺激素）	具有促黄体激素的作用，在卵泡发育接近成熟时用药可以促进排卵。注射 HCG 后，第 2 天就会排卵
来曲唑	来曲唑属于芳香化酶抑制剂，月经第 3 天或者第 5 天开始服用，每天 1~2 片，一共用 5 天
果纳芬	注射果纳芬是为了在卵巢内"募集"更多卵泡，一般注射 10 天左右，这段时间多个卵泡会同时发育，观察卵泡的生长情况，增大到一定程度准备取卵
溴隐亭	适合无排卵伴有高泌乳素血症者

促排卵药的选择因人而异

氯米芬比较常用，它作用于下丘脑，下丘脑是整个系统的司令部。司令部在氯米芬的影响下，发出一个命令给下级机关——垂体，于是垂体释放出促卵泡激素（FSH）和黄体生成素（LH）给基层单位——卵巢，促使卵巢中的卵泡发育。

但是有些人并不适合用氯米芬，比如卵巢功能低下者，即没有下丘脑－垂体－卵巢轴（HPO轴）或者HPO轴的功能性不好的女性，这类人群最好用人绝经期促性腺激素（HMG）。HMG并不作用于下丘脑，而是直接作用于卵巢。

马大夫好孕叮咛

促排卵要听医生的——让宝贝自然来

私自服用促排卵药会带来妇科疾病，甚至可能会诱发卵巢早衰。因为服用促排卵药物的女性往往自己体内的雌激素不足、子宫内膜较薄、黄体不足，这些可能导致受精卵着床困难，流产概率增大。因此建议女性最好避免人为促排卵，调整好内分泌系统，让卵泡自然发育、自然排卵，才是最理想的境界。即使自己需要用排卵药，也最好在医生的指导下服药。

雌激素与氯米芬双管齐下效果更佳

几乎所有的妇产科医生在诱发女性排卵时都会使用氯米芬，然而研究一下医生们开出的处方就会发现，即使同样使用氯米芬，也会有所不同。

●资深专家建议

如果氯米芬用量达到100毫克以上可加用雌激素，因为氯米芬有少量抗雌激素作用，宫颈分泌物可能比较黏稠，精子不易进去，一般来说，医生会建议在月经第8天开始加一片补佳乐（一种雌激素）。

最简单的处方	服用5天量的氯米芬，而没有其他辅助措施。
完善一点的处方	氯米芬+补佳乐。医生知道氯米芬有抗雌激素作用，因此服用氯米芬后，马上提高雌激素，帮助卵泡发育。

试管婴儿技术等同于体外受精

扫一扫，听音频

哪些人适合做试管婴儿

1. 输卵管不通的女性。

2. 激素分泌不平衡，而且已经尝试过其他治疗都没有怀孕的女性。

3. 有无法解释的不孕。

4. 男方精子数量少或精子质量差。

5. 夫妻双方携带特殊的遗传疾病基因。

体外受精的优缺点

1. 体外受精的成功率正逐渐升高。
2. 是辅助受孕方式中最切实有效的一种。
3. 对一些夫妻来说是怀孕的唯一机会。

优点

缺点

1. 费用昂贵。
2. 非常耗费时间。
3. 需要感情和身体的支持。
4. 有怀多胎的危险性。

马大夫好孕叮咛

做试管婴儿必须经过审核批准

试管婴儿技术并不是任何人都可以做，而且也不是所有医院都可以开展的。对于开展试管婴儿技术的医院也同样有严格要求，而且要开展此项技术，必须经过国家相关部门审核批准才可以，所以有资质的医院都是经过认可的，医疗质量也是过关的。

25～35 岁女性做试管婴儿成功率高

试管婴儿技术治疗成功率一般是由临床妊娠率来判定的，即临床妊娠周期占胚胎移植周期的比例，而临床妊娠指胚胎移植后 28～30 天阴道超声观察到宫腔内妊娠囊。受患者的选择、临床治疗方法、实验室技术等因素影响，不同的试管婴儿中心成功率有所差异，一般试管中心移植周期的成功率是 30%～50%，部分试管中心移植周期的成功率为 60%～70%。

25～35 岁的女性做试管婴儿的成功率高于 30%～40%，有的能达到 50% 以上。35 岁以后，成功率会逐渐下降，40 岁时只能达到 20% 左右。

显微受精知多少

扫一扫，听音频

到目前为止，体外受精被认为是治疗女性不孕的最有效方法。但如果是男性原因引起的不育，如精子数量少、形态不佳、活跃性低等问题，这时普通的辅助生育技术效果不明显，而显微受精技术就能很好地解决这一问题。

在显微镜下，用极细的针管通过卵膜将一个精子注入卵细胞的细胞质中，这就是显微受精技术。除了这一步，其他环节都跟试管婴儿技术相同。

实施显微受精技术的对象

1. 对于重症不育男性患者，显微受精技术可使妻子成功受孕。但并不是只要注入精子，卵子就能受精，只有精子携带的遗传物质是正常的才行。

2. 如果男性患有输精管堵塞性无精子，可在睾丸或附睾取精子，进行显微受精。

3. 如果男性患有与睾丸相关的疾病，在睾丸处的精子没有完全成熟，可通过显微手术提取精子，再进行体外显微受精。

4. 精子稀少、活跃度低、畸形等患者，普通体外受精失败的患者，高浓度精子抗体患者，在接受化疗和抗癌治疗前低温保存精子的癌症患者，脊柱受伤患者及其他射精障碍患者、逆行射精患者等都可尝试显微受精。

实施显微受精技术的成功率

利用显微技术得到的精子受精成功率可达 66.67% 以上，通过其他方式得到精子的成功率为 50%。受精后有 80% 的胚胎可正常发育，这些正常胚胎中有 60%～65% 可用于移植或低温保存。

实施显微受精技术的危险性

有学者跟踪研究显微受精技术的危险性，在对 1584 名利用该技术妊娠的胎儿进行绒毛膜检查后发现，该人群的畸形发病率和普通情况一样，都为 3%～4%，但是染色体异常的案例中约有 2/3 是父亲引起的。所以即使采用了显微受精技术，也应做好产前检查以及时发现可能存在的异常。

马大夫问诊室

扫一扫，听音频

做试管婴儿之前，需要注意什么？

马大夫答： 做试管婴儿之前需要注意以下几点：

1. 停止抽烟，避免喝酒。
2. 慎重服药。一些药物可以干扰药效、排卵和胚胎的种植。如果你要服药，请咨询医生。
3. 每日服400微克叶酸，有助于预防胎儿畸形等。
4. 有无任何身体不适。就算小的感冒都要告诉医生。
5. 合理饮食、适当运动、睡眠充足。

做试管婴儿的费用如何？

马大夫答： 每做一次新鲜周期的取卵移植，目前的费用是人民币3万～4万元。不同的排卵药、不同的受精方式等都会造成费用方面的差异。

做试管婴儿有没有什么不良反应？

马大夫答： 以目前的技术，除了极少部分人可能在胚胎植入后会出现卵巢过度刺激综合征（暂时性的腹胀、少尿、口渴、腹水等症状）外，几乎无任何不良反应。不舒服的症状2～4周就会消失，不必太担心。

正在接受不孕不育症治疗，促排卵药物对人体有害吗？

马大夫答： 促排卵药是治疗不孕不育症的常用药物，无排卵患者和黄体功能不足的患者都能用。一般卵巢在一次月经周期中只排出一个卵子，但是在使用了促排卵药物后，卵巢会在激素的诱导作用下排出多个卵子，以此来增加妊娠率。现在市面上已经出现了较为温和的促排卵药，只要按照医生的嘱咐使用，就不会过分干扰正常的生理过程。并且，通过促排卵药获得大量卵子后，对卵子进行冷冻保存处理，此后还可以用于多次体外受精的治疗。